U0395924

上海市中西医结合学会 组编

你也学得会
院前与家庭急救

熊旭东 主编

家庭必备
急救指南

上海科学普及出版社

你也学得会院前与家庭急救
编辑委员会

前　言

院前与家庭急救是整个抢救链中很重要的一环，它可以决定院内急救和 ICU 急救的成败，这已经被医护界所公认。时间就是生命，时间就是大脑。"黄金 5 分钟"的提出就是因为大脑缺氧时间只有 4～6 分钟，失去了"黄金 5 分钟"就意味着失去了大脑功能。院前与家庭急救的 5 分钟就是关键。这要求非医护人员要有及时抢救的概念，学会院前与家庭急救的基本方法，争取时间、挽救生命。以此为宗旨，由上海市中西医结合学会组编，上海市多家医院的专家、教授和主任参与本书的编写工作，旨在让非医护人员学会院前与家庭急救。

《你也学得会院前与家庭急救》是《你也看得懂化验单新编》的姊妹篇。本书分上下两篇，上篇是院前与家庭急救基本知识，包括 6 个章节，有心肺复苏、公众除颤、海姆立克急救法、如何呼叫 120、急救绿色通道和急救护理。下篇是院前与家庭急救对症处理，有昏迷、窒息、抽搐、胸痛、急性腹痛和气急等 14 个章节。本书从学术性、操作性、实效性出发，深入浅出、通俗易懂，力求不同职业不同层次的人群学会院前与家庭急救。

我们邀请了复旦大学附属华山医院胡弘、复旦大学附属华山医院北院曹隽、上海交通大学医学院附属仁济医院南院何双军、同济大学附属东方医院杨倩、上海市闵行区中心医院丁念昌、上海浦东新区人民医院赵瑾、闵行区医疗急救中心盛凯辉、施宇一和上海中医药大学附属曙光医院何淼、谢芳、沈敏、张怡洁、尹成伟等编写以上章节，在此对他们付出的辛勤劳动表示衷心的感谢。

熊旭东

2020 年 6 月

目 录

你也学得会院前与家庭急救

2

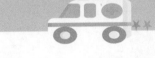

院前与家庭急救基本知识

第 1 章

心 肺 复 苏

据 2009 年文献报道，我国每年心源性猝死者高达 55 万人，约每分钟就有 1 人因心源性猝死离世，而十年过去了，这个数字还在不断上升。这些患者在发生心脏骤停时，如果有人目击并及时拨打 120，会不会就有希望存活下来呢？

2017 年有学者统计了我国心脏骤停生存率的现状，在院前（医院外发生）突发心脏骤停的生存率在北京地区仅为 1.3%，全国不到 1%，远远低于发达国家（美国为 9.8%）。造成这样巨大差距的原因在于目击者参与心肺复苏的比例不同，我国目击者参与心肺复苏的比例仅为 4.5%（这个数据在中国 8 个大中型城市得出，北京为 11.4%，上海仅有 4.2%），而美国为 46.1%，日本为 32.2%。全球复苏联盟提出公众心肺复苏概念需要在政府的大力支持和引导下，依靠全社会的智慧和力量，以第一反应者、自动体外除颤器（Automated External Defibrillator, AED）和综合预防救治体系作为三个关键核心，计划性地通过培训、实施和科研三个步骤的建设，真正实现公众对院前心脏骤停的及时救治和有效预防，最终降低院前心脏骤停的发生率，提高院前心脏骤停生存率以及全民参与急救策略的普及率。近年来，国家大力推行"健康中国 2030"规划纲要，把人民健康摆在优先发展的战略地位，各省市卫生机构也加强普及公众心肺复苏，普及 AED 等措施，2017 年通过的《中华人民共和国民法总则》第一百八十四条明确规定："因自愿实施紧急救助行为造成受助人损害的，救助人不承担民事责任。"这被称为"好人法"条文的实施进一步减少了公众对心肺复苏的顾虑。所以我们希望，非医务工作者也要学会心肺复苏，敢于做心肺复苏，积极救助患者。

心肺复苏（CPR）是指抢救有心脏骤停体征（无反应，无正常呼吸，无脉搏）患者的一种救生术，主要包括初级生命支持（BLS）、高级生命支持（ACLS）和复苏后生命支持（PLS），后两项在医院内进行。本章节主要介绍初级生命支持，包括胸外按压、人工通气和自动体外除颤（关于除颤部分会在后面章节详细介绍）。不同国家对心肺复苏有不同的指南与专家共识，但在初级生命支持要点方面基本相同，这里所介绍的内容是基于 2015 版 AHA（American Heart Association）的心肺复苏指南。

一、成人 BLS 流程

"与时间赛跑"是贯穿整个心肺复苏过程的最重要因素。必须尽快识别患者情况、早期呼叫应急反应系统（院前应急反应系统为 120 和所在场所的工作人员）、早期做高质量心肺复苏。这需要反复多次的演练才能熟练掌握。

以下介绍成人心肺复苏具体流程：

```
确认现场安全

患者没有反应
呼叫周围人帮助，启动应急反应系统，取得 AED 和急救设备。

检查呼吸及颈动脉搏动
尽量在 5～10 秒完成。
```

呼吸正常有脉搏
监测患者直到应急反应系统到场。

呼吸不正常但有脉搏
1. 可选择每 5～6 秒进行一次人工呼吸（10～12 次/分钟）；
2. 每 2 分钟检查一次患者颈动脉搏动；
3. 直到应急反应系统到场。

没有呼吸，没有颈动脉搏动
立即进行以 30 次胸外按压和 2 次人工呼吸的完整心肺复苏循环或进行单纯按压式心肺复苏。如有可能应尽早使用 AED。

成人心肺复苏流程图

关于流程的详解（由于未经培训的施救者在成人心肺复苏时进行人工通气的难度较大，这里主要介绍的是需要胸外按压的流程。如果仅存在呼吸异常，需要掌握海姆立克急救法，会在后面章节详细介绍）：

1. 如果发现有人倒在地上，首先要做的一定是确保现场环境安全（是否有漏电、坍塌、煤气泄漏、火灾等各种突发情况）。在这里要强调，即使您有很强的救助精神，也要避免在危险状态下救助他人，以免自身成为伤者，成为别人救助的对象。

2. 检查患者的意识反应：轻拍患者双肩，并在患者耳边大声呼唤"喂喂喂，你还好吗？"

3. 如果患者无反应，大声呼叫周围人，让其帮助拨打120，或者寻找周围更有经验的施救者或医务人员，有AED的场所立即去取AED。如周围没有其他人，建议不要离开患者身边去远处求救，而是通过手机拨打120寻求帮助。如果周围既没有其他人，也没有手机，则应离开患者寻求帮助，启动应急反应系统取得AED，然后回到患者身边开始心肺复苏。此时要避免采用"掐人中"等其他刺激手法再次试探患者意识，

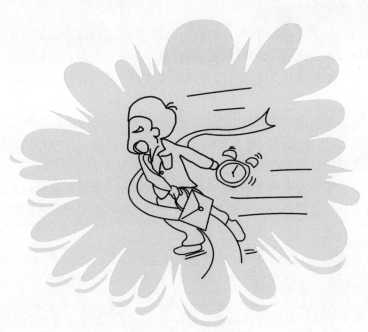

浪费宝贵的急救时间。注意：即使患者有反应，也建议及时拨打 120。

4. 评估呼吸与脉搏：必须迅速判断患者是否有正常呼吸和脉搏，有经验的施救者建议同时判断呼吸和脉搏，整个过程应该控制在 10 秒以内。

（1）呼吸：观察患者的胸廓有无起伏（5～10 秒，通常我们会用 1001、1002、1003……作为计数读秒），正常的呼吸状态胸廓均匀起伏，成人每分钟在 12～20 次。如果患者为濒死叹息样呼吸，表现为张大口深大呼吸，整个头部可能随着呼吸而点头样运动。也可表现为极其微弱地呼吸一口气，间隔较长一段时间（通常大于 5 秒）再次呼吸一口气。濒死叹息样呼吸可能听起来像打鼾或呻吟声，其实是患者无自主呼吸。

（2）脉搏：对于成人患者，检查颈动脉搏动 5～10 秒。使用 2 根手指（通常为食指和中指）摸到患者的甲状软骨（男性为喉结，女性为气管中央突起的部位），然后向左或向右横移 2 指左右宽度，大概在气管和颈部肌肉（胸锁乳突肌）形成的沟内（这需要反复的练习寻找感觉）可以触摸到颈动脉的搏动。

5. 下一步施救措施：

（1）如果患者的呼吸和脉搏均正常，则需要在原地监测患者，等待其他救援和应急反应系统的到场。具体可以做的是：不停地尝试唤醒患者，随时注意患者的呼吸情况，至少每 2 分钟检查一次患者的颈动脉搏动。

（2）如果患者有颈动脉搏动，但是呼吸不正常（表现为濒死叹息样呼吸），可以选择提供人工呼吸，每 2 分钟检查一次患者颈动脉搏动，直到应急救援系统到场。

（3）如果没有感觉到颈动脉搏动，或者不确定是否感觉到，立即开始 30：2 的胸外按压和人工呼吸或者单纯胸外按压式心肺复苏。

二、成人心肺复苏

胸外按压的质量直接决定了患者的存活率，其重要性要大于开放气道和人工呼吸。AHA 心肺复苏指南中建议施救者应先开始胸外按压再进行人工呼吸，以减少首次按压的时间延迟，并且提出未经训练的非专业施救者应持续实施单纯胸外按压式心肺复苏，直到专业施救者到场。如果施救者经过培训有能力进行人工呼吸，则按照 30 次胸外按压和 2 次人工呼吸的比例进行施救。

施救的重点在于学习胸外按压术。

1. 胸外按压术

胸外按压术并不难掌握，只需要记住几个要点，再加以反复练习。以下介绍高质量胸外按压的要点。

（1）施救者需要到患者的侧面，患者所在的高度位置（地面或床上）决定是双膝着地还是站立进行胸外按压，这一点非常重要，不正确的姿势会导致胸外按压无效。尽量使按压点在施救者的身体中线处。

（2）要确保患者仰卧在坚固平坦的表面上。为确保按压效果，需要将患者置于一个坚固表面，如地面或硬板上，避免在气垫床、软床垫等上直接进行胸外按压。因为在坚固表面上施加的按压力更有可能挤压胸部并形成有效血流量。如果患者处于俯卧或侧卧位，应该小心地将患者翻至仰卧位。如果患者疑似有头部或颈部外伤，翻转时应该尽量使其头部、颈部和躯干保持在一直线上。

（3）正确摆放双手：去除患者胸前的衣物使胸部完全敞开（女性患者保留内衣），以一只手的掌根来定位，放于患者胸部的中央、胸骨下半部处（既往指南中提出按压点为两乳连线中点，但这种定位方法不适用于成年女性）（如右图），将另一只手的掌根

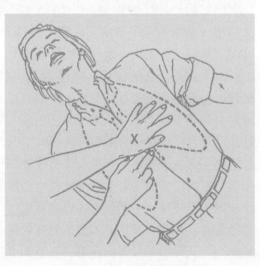

正确的按压部位是胸骨中下 1/3 交界处

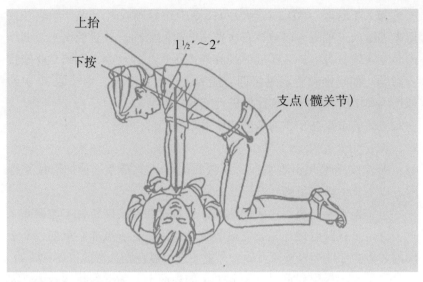

上抬

下按

1½″～2″

支点（髋关节）

施救人员按压姿势

置于第一只手上，然后十指交叉。伸直双臂，使腕、肘、肩关节处于一直线上，垂直于患者胸部（如上图），用双肩、双臂的力量及上身的重量垂直按压患者。

（4）胸外按压的频率：以100～120次/分钟的频率按压，很多人可能无法掌握这个节奏，有种简便的方法是边按压边数数，1001、1002、1003……1030（念一个数是半秒）。

（5）胸外按压的深度：5～6厘米，每次按压确保垂直按压患者的胸部。要达到这个按压深度一般需要很大的力量，而且很有可能造成肋骨骨折和胸骨骨折，在2015年的一篇文献报道中提到胸外按压造成肋骨骨折发生率分别为男性77%、女性85%，肋骨、胸骨骨折可以说是正常胸外按压的并发症。造成骨折后是不是要停止按压？一旦患者心脏骤停后，心肺复苏是抢救生命的唯一方法，即使造成骨折也不应该中断按压，中断就意味着患者死亡，而且"好人法"也提供了法律保障。如果在按压时不能达到有效深度，可以将一只手放在胸骨定位点上，用另一只手握在第一只手的手腕上，在按压时可以对第一只手进行辅助支持。这种方法对于有关节病的施救者比较有效果。

（6）在胸外按压放松阶段使胸廓充分回弹（胸廓回弹如果不充分会减少按压产生的血液流动，胸外按压和放松时间应该大致相同）。

（7）减少按压中断的间隔时间，无论在进行人工通气或 AED 除颤时，尽量使按压中断时间小于 10 秒。

（8）胸外按压期间不要随意移动患者，除非患者正处于危险的环境中，或者患者的姿势或位置不能有效地进行心肺复苏。

（9）如果有 2 人以上施救者，进行胸外按压 2 分钟左右或自觉按压不动时，建议更换施救者，否则会造成有效按压率持续降低。

2. 人工通气

人工通气又可以称为人工呼吸，大部分人认为人工通气就是口对口地进行辅助呼吸，其实医院或者 120 急救时都是通过便携面罩、球囊面罩等专业设备进行人工通气。如果在院外实施抢救时没有这些设备，是不是必须进行口对口人工通气呢？很多人可能会对此反感，毕竟对陌生人进行口对口吹气不是每个人都愿意做的，因此导致旁观者抵触进行心肺复苏。美国一研究表明，对非医务人员来说，单纯按压式心肺复苏比传统按压 + 人工呼吸式心肺复苏更容易掌握，在他们的一项全州范围的目击者单纯按压式心肺复苏培训活动后，目击者实施心肺复苏的概率更高了。2015 版心肺复苏指南也对此做了特别解释，在成年人心脏骤停的情况下，如果施救者在没有保护措施或辅助专业设备的情况下不愿意进行口对口人工通气，可以仅进行单纯胸外按压使患者被动呼吸，延迟人工通气并不一定会影响患者的最终生存率。如果患者是因为中毒引起的心脏骤停或者患有传染病，在没有保护措施的情况下进行口对口人工通气会影响到施救者的身心健康。对于儿童或婴幼儿，则鼓励进行口对口人工通气，因为他们的院外心脏骤停原因大部分是因为窒息引起，进行人工通气能明显增加救治成功率。在这里简单介绍人工通气的方法。

（1）开放气道。进行有效的人工呼吸或被动呼吸必须要开放患者的气道，即使是单纯按压式心肺复苏也应该开放患者气道，使其在按压过程中胸腔压陷和回弹时被动呼气和吸气。开放气道的第一步是清理患者的口腔异物，具体做法是将患者的头侧向一边，用衣物包裹住食指（防止被患者口内牙齿或其他尖锐物等划伤手指）伸入患者口腔，由内向外抠出固体异物，若患者有活动假牙也同时取出，此时液体异物也会随着重力同时流出。

然后用特定手法打开气道，开放气道有两种手法，即仰额提颏法和推举下颌法。

1）仰额提颏法　将一只手按在患者的前额上，另一只手的食指与中指置于患者下巴的骨性部分（下颌骨，其形成的三角称为颏部），

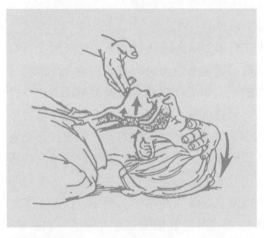

仰额提颏法

然后用置于前额的手掌向下推动，用置于下巴的手指提起下颌，使其头部后仰。仰额提颏可以解除患者因无意识导致的舌根后坠造成的气道梗阻。需要避免的是不要用力过度按压颏下的软组织，这样反而可能会堵塞气道；不要使患者的嘴巴完全紧闭（见左图）。

2）推举下颌法　用于怀疑患者有颈椎损伤时，这时如果使其头部后仰可能会加重颈椎损伤。但是如果推举下颌法不能有效开放气道，则仍需使用仰额提颏法。具体做法是：将两只手置于患者的头部两侧，分别用双手除了拇指外的四只手指置于患者的下颌关节（下巴靠近耳朵的根部）下方并用手指提起下颌关节使下颌前移，如果患者嘴巴紧闭，用拇指推开下嘴唇，使嘴张开。推举下颌法需要两人以上的施救者进行人工通气，且施救者需要一定的医学基础才能有效开放气道，一般不推荐公众使用。

（2）口对口人工通气。在使用特定手法开放气道的同时进行口对口人工通气。对于成人和儿童患者需要用按压额部的手的拇指与食指捏紧患者鼻翼两侧，使鼻腔封闭，否则吹入患者口腔的气会从鼻腔漏

出（对于婴儿，其口鼻间距较小，施救者能用嘴同时完全包裹住其口鼻腔）。然后正常吸一口气憋住，用嘴完全包裹住患者的嘴巴，紧贴口周（注意不要漏气），呼出憋在胸腔里的气，进行持续一秒钟的吹气（成功的话能观察到患者的胸廓起伏，如果没有胸廓起伏则可能是气道没有完全打开），然后再重复进行一次人工通气（30次胸外按压和2次人工通气）。若尝试两次均无有效人工通气，则立即恢复胸外按压（见上图）。

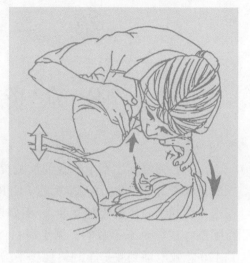

口对口人工通气

3. 再次评估

对于经过培训的施救者在进行30：2的完整心肺复苏时，经过大约2分钟的施救时间后需再次判断患者的颈动脉搏动（无需再次判断意识和呼吸），此过程应在10秒内完成，如有颈动脉搏动则说明患者恢复了自主心率，如仍无颈动脉搏动则更换施救者继续心肺复苏。

4. AED 的使用

需要了解的是，AED一旦到场后应立即使用，除颤的作用等同于高质量的胸外按压，对于成功复苏患者有着极其重要的意义。

（复旦大学附属华山医院　胡　弘）

第 2 章

公 众 除 颤

在"心肺复苏"章节，我们反复提到了 AED，这是院前急救除颤的最重要设备。整个心肺复苏（CPR）过程中，除颤具有重要的作用（等同于高质量心肺复苏），而如果等 120 急救系统到场后再进行除颤，往往是来不及的。据上海目前 120 统计的数据显示，在接到 120 急救电话到救护车到达现场平均时间在 12 分钟左右，还受到交通、街道、楼房救护通道是否完善等多种因素影响，基本已经错过了最佳 CPR、除颤时机。所以公众除颤（Public Access Defibrillator，PAD）成为了院前急救的重点之一。

公众除颤通俗地讲就是放在公共场所的 AED，一般放在有大量人群聚集或有可能发生心脏骤停的公共场所（研究表明，在公共场所发生心脏骤停占总体比例约 15%），例如：机场、火车站、大型商场、会展中心、体育馆、办公楼、健身房等。而这些场所的工作人员均应受过相应的心肺复苏培训，不仅会使用 AED，而且会定期测试、维护（更换电池、电极片等）AED。美国心脏协会（AHA，American Heart Association）对 PAD 安置的地点和数量建议为"患者倒地 3 分钟之内，有一个训练有素的救援人员拿着 AED 赶到现场。"

一、公众心肺复苏的三大关键核心

1. 第一反应者（或者目击者）

（1）专业应急救援人员：包括 120 系统、专业救援队、医务人员、应急管理部门公务员、警察、消防员、救生员等。

（2）能快速到场的应急救援人员：教师、保姆、医疗陪护、交通运输系统驾乘人员与服务管理人员、社区应急小组成员及保安、物业管理人员、大型工业设施、工厂指定的工作工人、安保人员、马拉松比赛志愿者等。

（3）现场目击者或附近的受过心肺复苏培训志愿者、群众等。

2. 自动体外除颤器（AED）

AED要求布放科学、可及、合理，比如企事业单位、公共交通系统、各种公共场所、社区中心、居民区等（有些国家甚至警员会随身携带）。

3. 综合预防救治体系

包括社区科教、应急预防体系等。

二、自动体外除颤器（AED）

AED是一种便携式半自动化设备，能自动识别需要进行电击的异常心律，并给予有效的电击来终止异常心律，使心脏恢复正常节律。AED便于操作，即使非专业人员也可以安全地进行除颤。

AED设备（见下页图）由下面几部分组成，不同的生产厂家和不同的型号都包含手提箱（包）、主机、电极片、电池（一般已安装）和选配的其他辅助设备，如剪刀（剪去难以脱除的衣物）、剃刀（剃除胸毛）、手套、纸巾等。

在"心肺复苏"章节，心肺复苏流程中我们提到了判断患者为无意识后需要启动应急反应系统，并呼叫周围人去取AED。AED到场后什么时候使用、如何使用、怎么和胸外按压配合使用呢？

1. 成人与8岁以上儿童AED除颤

一旦第2位施救者携带AED到场后，需要立即使用AED。将AED放置于患者的一侧（第1位施救者施行胸外按压的对侧），要便于操作和粘贴电极片，且和胸外按压者互不影响。

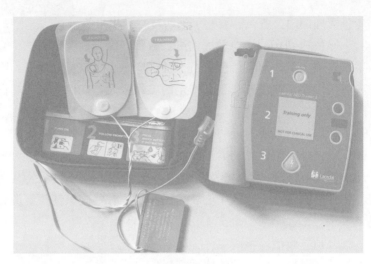

AED 主机和电极片

不同厂家、不同型号的 AED 通用步骤如下。

（1）开机：打开包装（手提箱 / 包），有些 AED 开箱后会自动启动电源，大部分 AED 设有电源键，需要按下电源键开机。

（2）遵循 AED 语音提示：开机后 AED 会自动播放语音提示，引导使用者一步一步地操作直到除颤，所以即使没用过的使用者也可以按照语音提示完成除颤。

（3）"将电极片贴到患者裸露的胸部。"这是 AED 语音提示的第一句，AED 的电极片含有导电背胶，需要从塑料膜上撕下电极片，并把背胶面粘贴在患者胸前。电极片分为两块，每块电极片上均有图片提示正确的粘贴位置，将一片电极片粘贴在右锁骨的正下方，另一片电极片粘贴在左侧乳头外侧（见下页图）。注意部分 AED 电极片为前后位粘贴，具体操作只要根据电极片图片提示即可。

（4）"将电极片插头插入 AED 中。"第二句提示在粘贴好电极片后需要把电极片插头插入主机相应位置。到这一步为止，最好在 AED 到场的 30 秒内完成，且第 1 位进行心肺复苏抢救的施救者不需要暂停胸外按压等操作，继续积极抢救而不是在一旁观看 AED

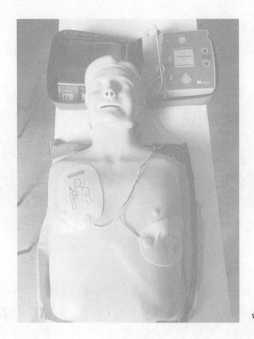

电极片粘贴位置

操作。

（5）"准备分析心律，请不要触碰患者。"（大部分 AED 为自动开始分析心律，部分 AED 需要按"下一步"按钮使其开始分析心律），第三句语音提示说明 AED 电极片已正确粘贴并连接，AED 准备分析患者心律是否为可除颤心律，这时需要 AED 操作者大声提醒正在进行心肺复苏的施救者停止抢救，不要触碰患者身体，也需要提醒边上其他操作者或围观者不要触碰患者以免干扰 AED 的分析。

（6）心律分析结果分为两种情况：可电击心律和不可电击心律。

① "建议电击，请不要触碰患者。"如果 AED 判断为可电击心律，会提示施救者电击，且务必远离患者，此时需要再次大声喊出"请所有人离开"或"请离开"，并再次环顾患者四周以确保没有人接触患者，再按下电击按钮（电击按钮有闪电图标，并会闪烁提醒）。电击完成后 AED 会提示"电击完成，请继续心肺复苏"，此时不需要判断患者意识、脉搏、呼吸等，直接从胸外按压开始继续抢救（一般在第 2 位施救者拿来 AED 后，第 1 位施救者进行心

肺复苏的时间很可能多于 2 分钟了，在进行 AED 除颤后建议由第 2 位施救者进行心肺复苏，此时第 1 位施救者可以进一步维护患者气道）。

②"不建议电击，请继续心肺复苏。"这说明 AED 分析患者为不可电击心律。此时请立即从胸外按压开始恢复心肺复苏（可交换胸外按压施救者）。

（7）AED 在电击完成或不建议电击后，不需要移除机器或取下电极片，AED 会每 2 分钟自动再次从第（5）步开始，分析患者是否为可电击心律（部分 AED 要手动分析，这时可以在完成 30∶2 五组按压呼吸比循环后操作 AED 分析或 2 分钟左右操作 AED 分析）。

2. 使用 AED 注意事项

（1）AED 反复提示"将电极片贴到患者裸露的胸部""将电极片插头插入 AED 中"或者"请检查电极片"，这时说明 AED 无法分析患者的心律，出现这种情况可能是患者胸毛过于浓密、患者皮肤上有过多的水或汗液。这时候需要取出 AED 箱内的剃刀快速清除胸毛，取出纸巾或患者衣服擦拭干净胸部的水或汗液。如果患者衣物也被水沾湿，则电击时要特别注意周围人是否会接触患者衣物，因为水是导电的，如果电击时没有直接接触患者皮肤而只是接触了沾湿的衣物也会同时被电击传导。

（2）注意装有心脏起搏器或植入式除颤器的患者。部分患者可能既往有心脏病史并装有起搏器、植入式除颤器等，那么使用 AED 时需要避开这些设备。一般这些设备装于胸部或腹部上，表现为皮肤下的规则硬块，大小约为纸牌盒的一半。

（3）注意药物贴片，如止痛膏药、硝酸甘油贴片、激素替代贴片等。电极片也应避开这些药物贴片，否则会影响电击传导。由于去除贴片并擦拭干净需要一定时间，如果在 AED 到场前发现，可以先予以清除，AED 到场后则不需要花费过多时间去清除，以免延误电击。

配合使用 AED 的成人心肺复苏流程见下图。

確认现场安全

患者没有反应
呼叫周围人帮助，启动应急反应系统，取得 AED 和急救设备。

呼吸正常有脉搏
监测患者直到应急反应系统到场。

检查呼吸及颈动脉搏动
尽量在 5～10 秒完成。

呼吸不正常但有脉搏
1. 每 5～6 秒进行一次人工呼吸（10～12 次/ 分钟）；
2. 每 2 分钟检查一次患者颈动脉搏动；
3. 直到应急反应系统到场。

没有呼吸、颈动脉搏动
立即进行以 30 次胸外按压和 2 次人工呼吸的心肺复苏循环。如有可能应尽早使用 AED。

AED 到场，立即开机，按指令正确粘贴电极片。

AED 自动检查判断是否为可电击心率

可电击
进行一次电击
立即继续从胸外按压开始的心肺复苏，直至 AED 再次判断是否需要电击。直到应急反应系统到场。

不可电击
立即继续从胸外按压开始的心肺复苏，直至 AED 再次判断是否需要电击。直到应急反应系统到场。

配合使用 AED 的成人心肺复苏流程

（复旦大学附属华山医院　胡　弘）

第 3 章

海姆立克急救法

　　日常生活中，你是否经历过吃东西时不小心呛到气道了，一下子喘不过气来？如果不能及时处理，可能会产生严重后果。你当时是怎么处理的？效果怎样？现在，我们介绍一种紧急救治异物吸入气道的方法，不仅医务人员应该熟练掌握，普通老百姓也可以做到，简单有效，切实可行，这就是海姆立克急救法。

　　海姆立克急救法也叫海姆立克腹部冲击法（Heimlich Maneuver），或海氏手法，是由美国医生海姆立克发明的。

　　海姆立克教授是美国一位有丰富临床经验的外科医生。在临床实践中他被大量的异物、食物造成呼吸道梗阻窒息致死的病例震惊了。在急诊急救中，医生常常采用将手指伸进口腔咽喉去取或拍打患者背部的办法排除异物，其结果不仅往往无效反而使异物更深入呼吸道。他经过反复研究和多次的动物实验，终于发明了利用肺部残留气体形成气流冲出异物的急救方法。1974 年，他首次做了关于腹部冲击法解除气管异物的报告，当时并未引起重视。直到当年 10 月，有一名美国老妇人在进食晚餐时，突然被鸡块卡住了喉咙，生命岌岌可危。当时她呼吸困难，不能发声，也无法拨打急救电话。正在此刻，她的一个 70 岁邻居老人见此情景联想到在一篇科普文章里学到的海姆立克急救法，马上将此手法应用到老妇人身上，经过反复尝试，鸡块很快被冲击出气管吐出，老妇人青紫的面容顿时红润，由此得救。这是海姆立克急救法被大众掌握并及时救治成功的第一例。将异物吸入窒息的老妇人从濒临死亡中解救回来的报道使海姆立克医生名声大振，他的急救手法也开始为世人瞩目并迅速被普及，抢救成功的报道也如雨后春笋般出现。此后，一名 6 岁儿童在电视上看到了这个急救方法，并且也用这个方法成功救治了一名与他一起玩耍而发生气管异物阻塞的 5 岁孩子。

1975 年 10 月，美国医学会以海姆立克的名字命名了这个急救方法。在之后的几十年里，海姆立克急救法拯救了无数因异物吸入气道窒息的患者，其中包括美国原总统里根、纽约前任市长埃德、著名女演员伊丽莎白·泰勒等。《世界名人录》称海姆立克为"世界上拯救生命最多的人"。海姆立克急救法也成为抢救呼吸道异物吸入窒息患者的标准方法。

海姆立克急救法是通过什么原理使气道中的异物排出的呢？那是因为异物阻塞气道时胸腔还残留一部分气体。我们的胸腔和腹腔之间存在一块软组织叫膈肌，当冲击腹部的时候，膈肌下的软组织被突然冲击，产生向上的压力，压迫两肺下部，驱使肺部残留空气形成一股气流，这股气流带有冲击性、方向性，长驱直入进入气管，能将气管、喉部的食物硬块等异物驱除，从而使患者获救。可以想象一下，一个空的饮料瓶，瓶口被一颗葡萄堵住了，当你用力捏瓶子时葡萄随即会被冲出瓶子。

海姆立克急救法具体是怎么应用的？

1. 对于成人，神志尚清醒，周围有施救者（见下页图）

施救者站在患者后面，脚成弓步状，前脚置于患者双脚间。用左手将患者背部轻轻推向前，使患者处于前倾位，头部略低，嘴要张开，有利于呼吸道异物排出。施救者一手呈握拳状，以拇指侧与食指侧对准患者剑突与肚脐之间的腹部，具体在肚脐上两横指处。另一手置于拳头上并握紧，双手急速冲击性地向内上方压迫其腹部，反复有节奏地用力进行，形成的气流把异物冲出。

2. 如果自己是患者，且周围没有旁人施救，孤立无援（见第 21 页图）

可以自救，一手握拳，另一手成掌按压在拳头上，双手急速冲击性地向内上方压迫自己的腹部，反复有节奏地用力进行。如果使不出力，可以稍稍弯下腰去，靠在一个固定物体上（如椅背、桌子边缘、扶手扶栏等），以物体边缘压迫上腹部，快速向上冲击。重复多次，直至异物排出。

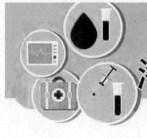

海姆立克急救法

基本操作方法

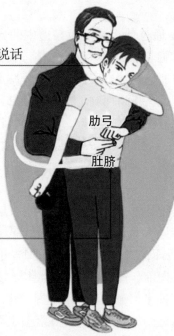

被救者
因窒息而不能说话
和呼吸

施救者
不要拍背，这会使
情况更糟

❶ 从背后用手
臂环绕被救
者的腰部

❷ 一只手握拳
并用大拇指
的一侧顶住
被救者腹部，
在肋弓之下、
肚脐之上

肋弓

肚脐

❸ 用另一只手抓
住握拳的那只
手，并迅速用
力向上挤压

❹ 重复这一动作，
直至导致窒息
的物体排出

海姆立克急救法

3. 如果患者已经昏迷

如果发现患者意识不清躺倒在地，或是患者无法站立不便于施救者施救时，那就立即让患者仰卧位，首先开放患者气道，然后施救者骑跨在患者大腿外侧，一手以掌根按压肚脐与剑突之间的部位，另一手掌覆盖第一个手掌之上进行冲击性地、快速地向前上方压迫患者的腹部，反复至呼吸道异物排出。检查口腔，如异物已经被冲出，迅速

自我解救

方法一

❶ 一只手握拳，并用大拇指的一侧顶住上腹部，在肋弓之下、肚脐之上

❷ 用另外一只手抓住握拳的那只手，并迅速用力向上挤压

❸ 重复动作，直至导致窒息的物体排出

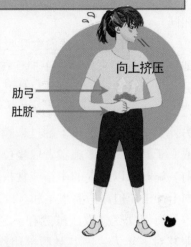

向上挤压

肋弓

肚脐

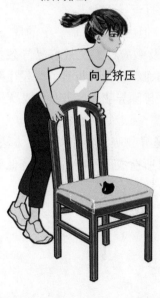

向上挤压

方法二

❶ 倚靠在一个固定的水平物体上（比如桌子边缘、椅子、扶手等）

❷ 用物体的边缘对上腹部施压，制造出强大的向上冲击力

❸ 重复挤压，直至导致窒息的物体排出

海姆立克自救法

从口腔一侧钩出。呼吸道异物取出后应及时检查呼吸心跳，如还没有恢复就应该立即行心肺复苏术。

4. 孕妇及肥胖者，怎么办？

如果患者为即将临盆的孕妇或非常肥胖致施救者双手无法环抱腹部做挤压，可以在胸骨下半段中央垂直向内做胸部按压，直到气道阻塞解除。

5. 儿童患者

1～8岁儿童发生气管异物阻塞，采用海姆立克法要领和成人相同。

1岁以下婴儿突然发生呼吸道异物阻塞，则改为拍背压胸法。立即把孩子抱起来，一只手捏住孩子颧骨两侧，手臂贴着孩子的前胸，另一只手托住孩子后颈部，让其脸朝下，趴在救护人膝盖上。在孩子背上拍1～5次，并观察孩子是否将异物吐出。如果无效，可以采取另外一个姿势，把孩子翻过来躺在坚硬的地面或床板上，施救者跪下或立于其足侧，或施救者取坐位，并使患儿骑在自己的大腿上，面朝前。施救者以两手的中指或食指放在患儿胸廓下和脐上的腹部，快速向上冲击压迫，但要很柔和。重复多次，直至异物排出。

海姆立克急救法虽然有一定的效果，但也可能带来一定的危害，尤其对老年人，因其胸腹部组织的弹性及顺应性差，故容易导致损伤，如腹部或胸腔内脏的破裂、撕裂及出血、肋骨骨折等。故发生呼吸道堵塞时，应首先采用刺激咳嗽等方法排除异物，在其他方法无效且患者情况紧急时再使用该法。

海姆立克急救法是标准的抢救呼吸道异物吸入窒息的有效方法，如果每一个人都能了解并掌握，那么窒息所造成的损害一定能降低到最小。或许哪一天，你也能用此法救人一命。

（上海中医药大学附属曙光医院　谢　芳）

第 4 章

如何呼叫 120

时间就是生命。发生急、危、重病或意外受伤时，拨打 120 电话是向急救中心呼救的既简单又快捷的方式。为保证通话质量，使患者得到最快最好的治疗，拨打 120 电话时应注意以下几点。

1. 不要惊慌，保持镇定，讲话要清晰、简练、易懂。切忌语无伦次，造成不必要的延误。

2. 尽量说清楚患者的姓名、性别、年龄、主要症状或受伤人数、伤情，以便 120 准确派车。

3. 必须说清楚患者居住区或事故发生的具体地点（如 ×× 区 ×× 路 ×× 小区 ×× 号 ×× 室），指明附近的明显标志物，以便救护车确定最佳行车路线。

23

（1）室内 如患者在室内，请将具体地址详细到几号楼几楼几室，如处于较偏远的郊区（私宅）则需要患者家属提供离家较近的路名（比如 ×× 路 ×× 号）或导航所能查到的标志性建筑，并在患者有人陪同的情况下派出其他家属在附近接车，见到救护车时挥手示意。

（2）室外 室外情况相对比较复杂，如在马路边上则提供路名、路牌号等；如在高速公路上，则应将车辆行驶的方向报清楚，而如在内环、中环、外环等环形高速，可报"外圈""内圈"，以及前后两个高速出口名字；如在景区、商场、工地、交通枢纽等区域，虽然位置较为明确，但因范围较大，则需及时通知相关工作人员，由工作人员进行引导。

4. 尽量提前接应救护车，见到救护车应主动挥手示意，便于救护车以最短的时间到达患者身边。等车地点应选择路口、公交车站、高大建筑物等有明显标志的地方。

5. 留下现场通畅的联系电话（最好是 2 个），以便急救人员联络现场人员和指导自救。

6. 一定要等 120 工作人员先挂电话，以确保工作人员准确掌握信息。

7. 等车时不要急于将患者搀扶或抬出来，以免影响救治。

特别提醒：请不要拨打 120 急救电话进行骚扰或报假警，否则会使真正需要急救的患者错失最佳救护时间。

（闵行区医疗急救中心　盛凯辉　施宇一）

第 **5** 章

急救绿色通道

在生活中，我们经常可以看到贴有"绿色通道"标识的地方。在大家的印象中，绿色通道就是不用排队。那么，绿色通道到底是什么含义？是不是绿色通道等于不排队？其实广义上的绿色通道是指医疗、交通运输等部门设置的手续简便、安全快捷的通道，泛指简便、安全、快捷的途径和渠道。

急救绿色通道是指医院为急危重症患者提供快捷高效的服务系统，包括在分诊、接诊、检查、治疗、手术及住院等环节实施快速、有序、安全、有效的急救服务。急救绿色通道的建立是救治危重症患者最有效的机制之一，有助于缩短救治时间，降低伤残率和病死率，提高生命的救治成功率和生存质量。

急救绿色通道的实施

（一）急救绿色通道的范围

医院，急救绿色通道不同于机场、火车站的绿色通道，并不是看病不用排队的"便利"通道。急救绿色通道是抢救危重症的"生命通道"，是为了缩短患者抢救时间，将传统的从院前急救到医院的护士分诊、医生看病，再到各辅助部门的检查、配药的流程优化整合起来，大大缩短患者急救等待时间，为患者赢得宝贵的抢救时间。

急救绿色通道的范围包括各种需紧急处理的急危重症患者，根据国家制定的相关政策，急诊绿色通道救治范围包括：

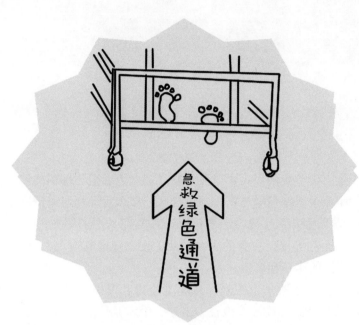

1. 需要进入急救绿色通道的患者是指在短时间内发病，所患疾病可能在短时间内（＜6小时）危及患者生命；

2. 严重的创伤、多发伤/复合伤、开放性骨折、开放性胸部外伤、心穿孔伤、内脏破裂出血、急性脑损伤、张力性气胸、电击伤；

3. 急性脑血管疾病，如急性缺血性卒中或出血性卒中；

4. 急性心血管疾病，如急性心肌梗死、急性肺栓塞；

5. 孕产妇急症，如异位妊娠破裂出血、产科大出血、羊水栓塞、妊娠高血压症；

6. 其他急危重症，如严重哮喘持续状态、急性呼吸衰竭、大咯血、消化道大出血、各种原因导致的休克、昏迷或心脏骤停、重症酮症酸中毒、重症胰腺炎、甲亢危象、气道异物、急性中毒；

7. 突发性公共卫生事件，如车祸、灾害、食物中毒、群体性斗殴事件或社会、新闻媒体关注事件中的患者；

8. 经医院管理部门同意处置的贫困人员、"三无人员"、社会弱势群体的患者；

9. 医院管理部门指定的可享受绿色通道的患者；

10. 无家属陪同且需急诊处理的患者。

（二）急救绿色通道的要求

急救绿色通道不是单单张贴一个"绿色通道"标识就可以了，也不是单单涉及急诊科，而是一个多部门的协作，就是把一个抢救生命的"串联"过程变成了一个"并联"的过程，缩短患者抢救时间。因此，它对医院各部门也有特定的要求。

1. 医院建立急救绿色通道管理制度，明确绿色通道救治范围、救治流程，以及医护人员资质、职责与培训要求。建立急救绿色通道应急预案，每季度组织模拟演练。

2. 医院急诊设置"绿色通道"专线电话与院前急救120专线连通，要求医护人员在电话铃响3声内接通电话。随着通信设备的发达，现在除了有120专线电话，许多医院的急诊科还有远程心电监护监控与120急救中心连线，可以实时对接，便于医护人员在患者还没有到医院时就了解患者病情，做好抢救准备。

3. 急诊入口保持通畅，设有救护车专用通道，预留急救车专用停车位。

4. 急救绿色通道以抢救患者生命为首要原则，先救治后收费，所有环节优先保障急救绿色通道患者诊治，全程陪护。急救绿色通道涉及的所有工作人员均应为进入急救绿色通道的患者提供快速、有序、安全、有效的诊疗服务。

5. 院区内有醒目的"急救绿色通道"路标指引和标识，挂号处、检验和检查科室、药房、收费处应张贴"绿色通道优先"告示。

6. 医疗机构应明确授权开通急救绿色通道的岗位，依据急救绿色通道救治范围，为进入急救绿色通道患者的各类申请单冠以"绿色通道"标记。各相关部门凭"绿色通道"标识优先办理诊疗相关业务。

7. 急救所需的基本设施、设备、药品、器材均应处于完好备用状态。

8. 实行"三区四级"病情分区救治、优化流程实施急诊分区救治、建立住院和手术的"急救绿色通道"，建立创伤、急性心肌梗死、脑卒中、急性呼吸衰竭等重点病种的急诊服务流程与规范，需紧急抢救的危重患者可先抢救后付费，保障患者获得连贯医疗服务。

9. 实行首诊负责，与院前急救建立无缝衔接的交接服务制度。首诊负责制包括医院、科室、医生三级。首诊负责制是指第一位接诊医生对其接诊患者特别是急危重患者的检查、诊断、治疗、会诊、转科、转院等工作负责到底的制度。

（三）急救绿色通道的救治流程

1. 院前急救

按"急诊院前抢救制度"进行必要的处理，尽快转运至医院，在转运过程中告知医院要求会诊的医生、仪器设备、药物的准备。

2. 院内急救

（1）医护人员接到院前急救 120 电话后，立刻准备抢救用品，根据患者病情做好相应抢救准备。

（2）救护车到院后，与院前急救人员做好规范的病情交接。

（3）患者到院后立即进入抢救室，护士立即给予吸氧、生命体征监测、建立静脉通路等措施，并根据医嘱落实各项抢救操作。

（4）患者在抢救过程中，严格实行身份识别，及时进行医患沟通，做好患者方知情同意制度。

（5）患者进入绿色通道后，需要相关科室会诊时，相应专科医师接到会诊通知后在 10 分钟内到达现场，如有医疗工作暂不能离开者要指派本专科有相应资质的医师前往。

（6）药学、医学影像（普通放射、CT、MRI、超声等）、临床检验、输血、介入部门应为进入绿色通道患者进行优先检查、检验。

进入急救绿色通道的患者医学检查结果报告时限：

① 患者到达医学影像科后，急诊平片、CT 报告时限 ≤ 30 分钟；

② 超声 30 分钟内出具检查结果报告（可以是口头报告）；

③ 急诊检验报告时限，临检项目 ≤ 30 分钟出报告；生化、免疫项目 ≤ 2 小时出报告；

④ 严格执行危急值报告制度。

（7）待患者病情稳定，根据患者病情由专人护送入手术室、监护室、病房进行后续治疗。

（8）在抢救结束后 6 小时内，及时将各种抢救记录信息补齐。同时护士在执行抢救时，可以执行医生的口头医嘱，但要经过护士复述以及医生的再次确认后方可执行。

3. 患者转送

（1）经抢救患者生命体征平稳，需要转往其他医疗机构治疗时，急诊值班医师应电话联系欲转往的医疗机构，告知其值班医师患者病情，交代准备事项，并派医护人员携带转运途中必要物品将患者送达所转往医疗机构，双方交接患者和病情后，签字确认。

（2）经评估患者需要转入重症监护病房或专科病房继续治疗时，急诊值班医师应电话通知病房值班人员做好接收患者的准备。急诊医护人员共同护送患者转入重症监护病房或专科病房，双方医师完成交接，记录并保存。涉及多科疾病的患者，原则上由对患者生命造成最大威胁的疾病主管科室收治。

（3）经过专科会诊需行急诊手术的患者，手术医生电话告知手术室患者基本病情，手术室值班人员立即通知手术相关人员到场，10 分钟内做好手术室和相关用品准备，随时准备接收患者。急诊医护人员共同护送患者转运至手术室，在手术医师到达手术室之前由急诊科医师、麻醉医师共同抢救患者或给予患者必要的医疗处置，手术医师到达手术室后，手术医生、麻醉医师、手术室护士与急诊医护人员共同交接患者及患者病情，记录并签字确认。手术医师、麻醉医师行家属告知和书面知情同意手续，于 1 小时内开始手术。

（4）经抢救，患者生命体征平稳，经评估无需住院治疗者可将患者转往急诊留观区继续治疗，患者满足出院条件时为患者办理离院手续。

（5）急诊医师与转送医疗机构、临床科室完成急救绿色通道患者交接手续后，可关闭该患者急救绿色通道。

二、 卒中中心和胸痛中心

如果现在你去急诊就诊，细心的人可能发现，很多医院尤其在急诊入口，除了有醒目的急诊标识还有另外两个标识"卒中中心"和"胸痛中心"。那么这两个到底是什么中心？这两个标识到底和急救绿色通道有什么关联？为什么我们要单独建立"卒中中心"和"胸痛中心"？

1. 卒中中心

（1）卒中就是脑卒中，也就是平时老百姓说的"中风"，是大脑局部血液循环障碍所致的神经功能缺损综合征，而在脑卒中类型中发病率、致残率和病死率较高的是缺血性脑卒中。静脉溶栓是被我国和许多国家推荐能改善急性缺血性脑卒中的最有效的治疗手段。在我国，目前使用最普遍的溶栓药是重组组织型纤溶酶原激活剂（rt-PA）和尿激酶。

我们知道"时间就是大脑"，但是由于各种各样的原因，大多数患者没有及时送达医院或院内延迟而错过了最佳的溶栓时间，造成预后不佳。要在时间窗内积极开展溶栓治疗才有可能有好的预后。

为了改变这种现象，在许多较发达国家已普遍进行相应的医疗救治体系改革，包括完善院外医疗急救网络、院内卒中小组及时响应、开通急救绿色通道。在我国，基于国情及开展诊治技术的基本要求，国家卫健委脑卒中防治工程委员会也致力于优化急性缺血性卒中院前转运及院内诊治流程，推广以脑卒中诊治中心为主导的诊治体系，建立脑卒中诊治绿色通道，争取在时间窗内积极开展溶栓治疗，使患者取得更好的疗效。

（2）院前急救

急性缺血性脑卒中的处理强调早期诊断、早期治疗、早期康复和早期预防再发。因此在院前如何尽早识别疑似脑卒中患者，并现场进行简要评估和必要的急救处理，再尽快将患者送到附近有条件的有卒中中心的医院进一步诊治显得尤为重要。

院前急救内容包括：120急救电话系统的启动与派遣、急救医疗应答、现场分诊、安置以及转运。

1）如何识别——"中风120"

如何识别自己或者身边的人是否有脑卒中的可能，这里教大家一个简单的方法"中风120"。

1看：看脸有没有不对称，口角是否有歪斜。

2查：2只胳膊能否平行举起，有没有单侧肢体无力。

0（聆）听：听语言表达是否清楚，是否有语言表达困难，或者理解语言困难。

如果存在上述三种情况中的任何一种，就考虑可能有中风，立即拨打120急救电话，送往最近的有卒中中心的医院进行治疗。

2）现场处理及运送

在拨打120以后，院前急救人员到场后会尽快进行简要评估和必

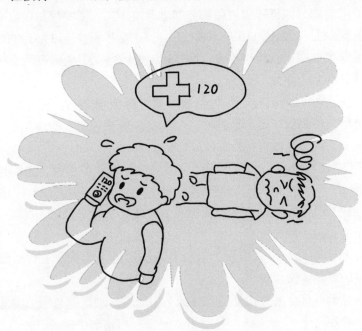

要的急救处理，主要包括：

a. 处理气道、呼吸和循环问题；

b. 心电监护；

c. 建立静脉通道；

d. 吸氧；

e. 评估有无低血糖；

f. 有条件时还可进行院前卒中评分。

（3）院内急救

由于急性缺血性脑卒中治疗时间窗窄，及时评估病情和做出诊断至关重要，医院建立卒中绿色通道目的是缩短患者从进入急诊到最终溶栓的时间（≤60分钟），为患者获得好的预后争取时间。

a. 当患者到达急诊，护士立即开放卒中绿色通道，对疑似急性缺血性脑卒中的患者，所有检查单、化验单上均盖上专用"卒中绿色通道"章，各项检查优先进行。

b. 将患者送入抢救室，同时开放静脉通路，患者保持平卧位，吸氧，心电监护，保持呼吸道通畅。如患者血压高，需要控制在收缩压185毫米汞柱 / 舒张压110毫米汞柱以下（1毫米汞柱 =133.322帕）。

c. 医生立即进行体格检查，NIHSS（美国国立卫生研究院卒中量表）评分和卒中评分。

d. 护士抽取血液样本，包括血常规、凝血全套、血糖、肝肾功能、电解质等检验，送至检验科。

e. 专人护送至放射科行头颅CT检查。

f. CT显示符合急诊溶栓指征、无溶栓禁忌证的患者，立即进行急诊溶栓。

g. 进行药物溶栓时密切监测患者生命体征、病情变化，观察有无过敏反应及出血倾向。

h. 对于溶栓后患者由医护人员专人护送进入监护室进行后续治疗，并做好转运交接。

i. 对于不符合溶栓指征的急性脑卒中患者，遵医嘱按照急诊非溶栓治疗处理。

建立卒中中心其核心就是要让大众知道卒中是急症，卒中发生后应尽快送达有能力进行卒中溶栓治疗的医院，并获得规范性溶栓治疗。卒中中心不是以神经内科为主体的卒中单元的扩大版，更不是神经内科、神经外科与相关学科简单机械的"物理拼凑"，而是整合急诊、神经内科、神经外科、神经介入、重症、康复、护理、医技等医疗资源，实现对卒中特别是急性期卒中进行高效、规范救治的相对独立的诊疗单元。它突出多学科的密切合作，实现院前与院内的无缝对接，打破院内各学科的壁垒，优化卒中救治流程，真正意义上实现多学科合作。

2. 胸痛中心

相关数据显示，在我国仅有 18.8% 的患者在胸痛发作后 1 小时内就医，有高达 64.9% 的患者在发病后 2 小时甚至更晚才到达医院，丧失了挽救心肌的黄金时间。而造成胸痛的疾病中，急性心肌梗死 1 小时内死亡率 1.6%，6 小时死亡率则跃升到 6%；主动脉夹层发病后 48 小时内每小时死亡率增加 1%；急性肺梗塞患者多在早期确诊前，明确诊断后极少死亡。和卒中中心一样，胸痛中心也是一种区域协同救治模式，目的是为胸痛患者提供快速而准确的诊断和治疗，减少误诊和漏诊，避免治疗不足或过度治疗，以降低胸痛患者的死亡率，改善临床预后。

（1）定义

胸痛中心是为降低急性心肌梗死的死亡率而提出的概念，通过多学科（包括院前急救医疗系统、急诊科、心内科和影像学科等）合作，提供快速而准确的诊断、危险评估和恰当的治疗手段，从而提高早期诊断和治疗急性冠状动脉综合征（ACS）的能力，降低心肌梗死发生的可能性或者减少心肌梗死面积，并准确筛查出心肌缺血低危患者，达到减少误诊和漏诊及过度治疗、改善患者临床预后的目的。

（2）院前急救

胸痛是指位于胸前区的疼痛，发作时患者会感觉胸闷、针刺、烧灼、紧缩或压榨痛，有时会放射至面颊及下颌部、肩部、后背部、上肢或上腹部，常有酸麻感。除了心脏疾病会引发胸痛以外，其他一些疾病也会引发胸痛，比如呼吸道疾病、消化道疾病、肌肉骨骼系统疾病、皮肤疾病、神经焦虑紧张等。如果在平时生活中突发胸痛，我们应该怎么办？除了打120还能做什么？

1）有胸痛，就打120

如果在生活中突发胸痛，尤其当你不知道是不是心脏疾病引起的胸痛，请千万不要抱有侥幸心理："没有关系，只是胸口有点疼，过一会儿就好了。"一定要尽快拨打120，尤其是本身就有心脏疾病的患者，尽量不要自行前往医院，因为没有专业的院前急救人员和设备很容易在前往医院路上突发病情加重。部分胸痛患者近期或一天内持续胸痛却拖延不去医院就诊，最后造成急性心肌梗死甚至猝死。

2）原地休息，"坐"等120

发生胸痛了，首先要平卧，使患者镇定，避免情绪紧张导致心律失常。让患者绝对卧床休息，如果患者已经摔倒在地上，应原地平卧，注意保暖，不要急于搬动，因为任何搬动都会增加患者的心脏负担，甚至会危及患者生命。已经拨打完120，请在原地等待院前急救人员，如果原本有心绞痛等病史，可以先舌下含服硝酸甘油缓解病情。

3）有心肌梗死，通血管

急救车上急救人员会为患者进行心电图检查，如果初步诊断有心肌梗死可能，急救人员会联系最近有胸痛中心的医院，开放胸痛绿色通道。发病后120分钟内是"救命"的黄金时间。采用心脏介入手术开通血管是急性心肌梗死最有效的治疗措施。

（3）院内急救

当胸痛患者到达医院就诊，不管是急救车送来还是患者自行前来，急诊护士会立即为胸痛患者开放绿色通道。护士会在10分钟内完成患者信息采集、心电图以及血液检查。医生也会对患者胸痛进行鉴别诊断，确定是否是ACS。

1）如果患者具有典型的心绞痛症状，突然发生的位于胸骨体上段或中段之后的压榨性、闷胀性或窒息性疼痛，亦可能波及大部分心前区，可放射至左肩、左上肢前内侧，达无名指和小指，偶可伴有濒死感，往往迫使患者立即停止活动，重者出汗；疼痛历时1～5分钟，很少超过 15 分钟；休息或含服硝酸甘油，疼痛会在 1～2 分钟内（很少超过 5 分钟）消失；常在劳累、情绪激动（发怒、焦急、过度兴奋）、受寒、饱食、吸烟时发生；贫血、心动过速或休克亦可诱发更严重的胸痛。心电图提示 ST 段抬高型心肌梗死，含服硝酸甘油不能缓解，考虑可能是 ACS。医生应通知导管室立即进行经皮冠状动脉介入治疗（PCI）。

a. 一旦患者是 ACS，在准备做 PCI 的时候除了对患者进行对症处理、吸氧维持患者氧饱和度在 90% 以上，同时医护人员还要迅速完善各种相关治疗和检查，比如口服阿司匹林 300 毫克、氯吡格雷 600 毫克或替格瑞洛 180 毫克、心脏超声等。这些准备工作为接下来的冠脉内溶栓治疗或冠脉内支架置入治疗做准备。

b. 给予抗凝治疗、他汀治疗。如果患者符合做 PCI 指征，立即通知导管介入室与患者方谈话取得知情同意并签署相关文书，护送患者去导管室进行冠脉造影检查和 PCI 治疗。

c. 如果患者无法在 2 小时内进行 PCI 治疗，那么可以进行静脉溶栓，溶栓成功后 3～24 小时内进行冠状动脉造影和血运重建治疗。如若静脉溶栓不成功，还是建议进行挽救性 PCI 治疗。

2）在进入胸痛绿色通道后，护士在 10 分钟之内已经抽取了患者一些常规化验所需的血液，其中还包括 D-二聚体。如果 D-二聚体升高，患者又有低血压、晕厥，结合患者心电图，需要急查患者的肺动脉 CT 血管造影（CTA）和下肢深静脉超声检查，排查患者是否患有肺动脉栓塞的可能。

3）如果患者的疼痛是撕裂样胸痛，而且双上肢血压相差 20 毫米汞柱以上，高血压伴休克体征，心电图没有明显异常，就要急查主动脉 CTA 和心脏超声，考虑是否有主动脉夹层，需要立即给予镇静、镇痛、降压治疗。

4）如果患者有胸痛并伴有呼吸困难、一侧呼吸音减弱，要考虑是否有气胸，可以进行胸片或胸部 CT 检查来明确诊断。

提起胸痛中心，我们一般想到的都是单纯的治疗急性心肌梗死，其实不然。胸痛是一个很复杂的症候，它提示了许多疾病（具体可参

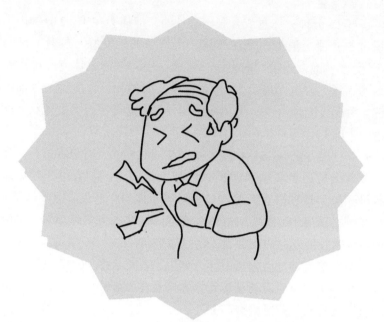

见本书"胸痛"一节）。现在胸痛中心是一个多学科的合作中心，不仅仅是医院内多学科的合作，还包括和院前急救系统、不同级别医院之间的合作。这些多学科的合作其目的只有一个，就是为胸痛患者提供及时、迅速、适宜的治疗，从而降低患者的病死率。

三、小贴士

1. 绿色通道是危重患者的生命通道，所以请不要随意将车、物品堵塞绿色通道，请保持绿色通道的畅通。

2. 对于符合绿色通道救治原则的患者，即使没有钱、没有家属、没有意识，医务人员也不应放弃救治，不应放弃任何一个生命。

3. 以下两个二维码是"中国卒中中心"和"胸痛中心"微信公众号推荐的急救地图，也可以通过微信小程序搜索"胸痛中心急救地图"。无论患者身处何地，都可以立即定位到离患者最近的有卒中中

心和胸痛中心的医院，帮助患者及时得到救治。

4. 有心绞痛病史的患者，可以在发作时舌下含服硝酸甘油以缓解症状。但是硝酸甘油不是万能的，不能因为自己服用有效就在不了解病情和病史的情况下随意给他人服用。

（上海中医药大学附属曙光医院　沈　敏）

第 6 章

急 救 护 理

谈起急救护理，还要从"提灯女神"南丁格尔说起。1854—1856年，英、俄、土耳其在克里米亚交战时期，前线受伤的英国士兵死亡率高达42%以上，英国人南丁格尔率领38名护士前往前线医院救护，使死亡率明显下降至2%左右。说明有效的抢救及急救护理技术对提高伤病员的救护成功率是非常重要的。

现代的院前救护是由抢救救护、现场急救和患者安全转运三个部分组成。抢救救护是指将患者从危险的环境中解救出来；现场急救是指对危重患者不得不立即就地进行抢救处置；患者安全转运则是指将

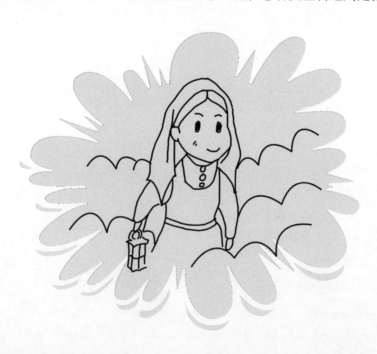

患者及时、安全、合理地疏散转运到有条件的医院进一步接受治疗。

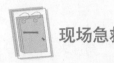

一、现场急救

急救现场的情况瞬息万变，且非常复杂，但是不管情况如何变换，抢救患者的目的都是不变的，即挽救患者的生命，保证患者生命体征平稳，维持其基本生理功能，等待进一步治疗。

1. 现场急救的原则

不管在室内还是户外，发现患者的时候无论你是不是"第一反应者"，对患者的救护原则都是非常明确的。

（1）保持沉着冷静、胆大心细，理智科学地进行判断。

（2）在评估患者病情前，首先要评估现场环境，确保现场环境安全；其次要确保患者和自身的安全。

（3）分清疾病的轻重缓急，要在"先救治、后治伤；先危后重、先急后缓"的原则下进行施救。

（4）尽最大可能减轻患者的痛苦。

（5）充分利用身边可支配使用的人力和物力协助救护。

2. 现场初步评估

除了知道现场急救的原则，我们还要知道如何对疾病进行初步判断，以便应急救治，或者帮助后续的救护人员进行更好的急救。

评估要迅速且轻柔，不同病因对患者评估的侧重点不同，这有赖于评估者的经验和选择，但绝不可因评估而延误抢救及采取后续措施的时机。

（1）通过迅速观察以判断现场环境是否有异常情况，自身和伤者及旁观人群是否身处险境等。不管后续急救治疗如何，首先要保证自身的安全。

（2）及时评估事件或疾病的发生原因、受伤人数及严重程度，现场有哪些可利用资源，需要何种支援及可采取的行动等。

（3）条件允许的情况下，应使用呼吸面罩、呼吸膜、医用手套和眼罩等个人防护用品。

3.判断病情危重程度

一般急救原则是按照先重后轻的顺序抢救患者，所以评估病情时一定要区分病情的轻重缓急。我们可以从"六个是否"角度来判断患者的病情。

（1）意识是否清晰：判断患者的意识状态，呼唤轻拍推动，观察患者神志是否清醒，无反应则表明意识丧失，已陷入危险。

（2）循环体征是否良好：观察皮肤、黏膜颜色是否苍白或青紫；测脉搏，正常成人 60～100 次 / 分钟，以判断有无心脏危险信号。

（3）气道是否通畅：梗阻者不能说话或咳嗽。

（4）呼吸是否正常：正常成人呼吸 12～18 次 / 分钟，儿童 20～30 次 / 分钟，危重者变快、变浅、不规则、叹息样或停止。

（5）瞳孔是否有反应：判断有无颅脑损伤，脑疝、脑水肿或中毒。

（6）是否有外伤：对于外伤患者可以按照 "C-R-A-S-H-P-L-A-N" 顺序来检查，即心脏（Cardiac）、呼吸（Respiration）、腹部（Abdomen）、脊柱（Spine）、头颅（Head）、骨盆（Pelvis）、四肢（Limb）、动脉（Arteries）、神经（Nerves）。

二、初步病因定位评估

在判断好病情严重程度后，我们需要迅速为患者可能的病因病位进行快速评估。那么为什么要为患者做评估而不能直接进行就地抢救？评估是为了快速准确地决策，发现致命性的问题并加以处理，以维持生命体征稳定为目的进行急救，并为之后进行详细的再次评估和确定救护方案提供基础信息。

快速有效地对患者进行检查，为患者后续抢救提供帮助尤为重要。病因定位评估也称为"从头至脚的评估"（head to toe assessment），要求由上到下、由外到内检查评估，目的在于发现患者所有的异常或者外伤，评估时候需要去除衣物，依次检查以下部位。一般情况下，这样的评估都是等待救护人员到场以后由专业人员进行，但是，普通大众也可以从旁辅助相关专业人员进行评估和治疗。

1.头面部

除了进行伤口评估，还要对以下部位和器官进行判断。

（1）头皮及头部：有无出血、血肿、撕裂伤、挫伤、骨折等。

（2）眼睛：视力、瞳孔大小、对光反射有无异常，有无结膜出血、穿刺伤、晶状体移位，有无因眼眶骨折造成的眼球活动受限。

（3）鼻、耳、口腔：有无出血、异常的渗出液，如有无脑脊液鼻漏、耳漏；有无眼眶周围瘀血、耳后乳突区瘀血等颅底骨折之征象；牙齿有无松动、脱落及咬合不正。

2.颈椎及颈部

判断有无气管移位、颈动脉搏动。

3.胸部及背部

观察患者有无伤口、开放性气胸及大范围连枷胸（由多根肋骨骨折造成的胸壁凹陷或变形），呼吸频率及呼吸深度是否异常。完整触摸整个胸廓，包括锁骨、肋骨及胸骨，观察胸廓起伏是否正常；肋骨骨折时胸骨加压可能会疼痛；如有大量胸腔积液、气胸，可出现一侧胸廓扩张活动度降低。呼吸音降低、叩诊呈高度鼓音提示张力性气胸的可能。

4.腹部

观察腹部是否对称，有无伤口、瘀血、开放性伤口。检查腹部有无压痛、反跳痛。胆囊区叩击痛是胆囊炎的重要体征。腹式呼吸减弱或消失常见于急性腹痛、消化性溃疡穿孔所致的急性腹膜炎。肠鸣音是否正常，肠鸣音次数增多且呈响亮、高亢的金属音为机械性肠梗阻的表现。

5.脊柱、关节、四肢

在评估脊柱和四肢时，不管你是评估者还是助手，一定要动作轻柔，以防对已经受伤的脊柱关节造成二次损伤，增加患者的痛苦。检查脊柱有无侧突、畸形，有无脊柱活动度异常，脊柱触诊有压痛及叩击痛多见脊椎外伤或骨折。检查肢体有无挫伤或变形，触摸骨骼检查有无压痛或不正常的活动。韧带撕裂会造成关节不稳定，肌肉及肌腱的损伤会影响受创关节的主要活动。观察四肢是否畸形，手部、腕部、足部等是否骨折。

6. 神经系统

评估患者意识、瞳孔大小、格拉斯哥昏迷评分（GCS），检查早期神经状况改变。感觉丧失、麻痹或无力可提示脊柱或周边神经系统可能有重大伤害。使用颈部固定仪器的患者必须持续使用，直到脊髓损伤的可能性被排除。

三、救护措施

在对患者进行大致的病情评估，判断病因定位后就可以进行救护。

1. 判断评估患者的意识和病情后，立即呼救。

2. 根据患者的病情病位进行评估，在不影响急救处理的前提下给患者安置好体位。

（1）心跳骤停者：采用平卧位，立即进行心肺复苏。

（2）意识不清、昏迷或舌后坠伴呕吐患者：头偏向一侧平卧位或屈膝侧俯卧位。

（3）休克患者：取头和躯干抬高 20°～30°、下肢抬高 15°～20° 的体位，使患者放松并保持呼吸道通畅。

（4）面部朝下的患者：必须要移动时应采用"轴线翻身法"整体翻转，即头、肩、躯干同时转动，始终保持在同一轴面上，避免躯干扭曲。需要注意的是，这种翻身方法通常一人是无法完成的，如果现场急救只有一人的话，不建议使用这种方法。

3. 保持患者呼吸道通畅，清理痰液和分泌物，有条件可以给予吸氧、口对口人工呼吸或配合急救人员进行气管插管等措施。

4. 维持循环系统功能：测量患者的生命体征包括心率、血压等；心跳骤停患者应立即进行胸外按压，必要时配合现场救护人员进行电击除颤或体外心脏起搏。

5. 维持中枢神经系统功能：在进行现场急救的同时即可开始注意脑复苏，及早头部降温，以提高脑细胞对缺氧的耐受性，保护血脑屏障、减轻脑水肿、降低颅内压、减少脑细胞的损害等。

6. 对症处理：协助现场救护人员进行止血、包扎、固定及搬运，应用药物或其他方法进行降温、引流、解毒、解痉、止痛、止吐、平喘、止血等对症处理。

7. 及时脱去患者衣物：院外现场处理猝死、窒息、创伤、烧伤等患者时，为便于急救，在保护患者隐私前提下均需要适当地脱去患者的部分衣服、裤子、鞋、帽等。但是这个"脱"并不是随便脱去衣物，而是需要掌握一定的方法，以免因操作不当而加重病情。

8. 保存离断的肢体：及时妥善处理好离断肢体。如手指或肢体被截断时，将断离面用生理盐水冲洗后用无菌纱布包好放入塑料袋内，同时将碎冰放在塑料袋外面，带到医院以供再植。注意不可将离断肢体直接放入碎冰中，以免使离断的黏膜组织无法修复再植。

9. 做好心理疏导：院前急救的患者大多数都是发病突然、意外、病情复杂、病势凶险。对于突如其来的变故，患者和其家属大多毫无准备，在这种情况下，患者的心理往往充斥着不安、惶恐、紧张、焦虑等情绪。这时候救护者的任何一个举动都会直接或间接地影响患者和家属的心理，应做好心理疏导，给患者和家属带来安全感和信任感，帮助他们更好地应对疾病的发生，积极配合后续治疗及护理。

（1）在患者面前，一定要沉着冷静、有条不紊地进行各项急救工作，以稳定患者的情绪。积极寻找导致患者不良心理反应的原因，有的放矢地进行心理护理，可以与急救同步进行。救护者可以边救护，边了解患者的心理反应，消除患者疑虑，使患者更好地配合治疗与护理。

（2）根据患者的病情，首先处理紧急的、严重影响身心健康并阻碍急救治疗的心理反应。

（3）进行换位思考，站在患者及家属角度考虑。对于情绪激动的患者不能过于训斥或嘲讽；对于清醒患者不要反复提问，也不要在患者面前讨论病情，以免人为地造成患者的心理紧张，救护者应给予安慰性语言，帮助患者积极配合治疗。

四、搬运和转运

现场急救只是院前急救的一部分，在对患者做好初步评估、判断和急救后，如何安全地将患者转运到设备齐全的医院进行进一步后续治疗也是很关键的。所以我们也要掌握一定的搬运和转运技术，避免在搬运和转运过程中对患者造成二次伤害，增加患者的痛苦。在院前急救中转运的目的是为了使急危重症患者能够在更合适的医疗地点获得更加专业的医疗或护理照顾，以取得更理想的预后。

1. 搬运术

现场初步救治患者后必须尽快转送，搬运是转运患者必不可少的环节。我们不能把搬运看成是一种简单的体力劳动，正确、稳妥、迅速的搬运对患者的救治和预后情况至关重要。现场搬运患者的基本原则是及时、迅速、安全地将患者搬至安全地带，以防止患者二次受伤。

（1）搬运方法

1）担架搬运法　最常用的搬运方法，对于转运路途较长、病情较重的躯干或下肢骨折、急危重症的患者最为适宜。可由2~4人组成一组，将患者移上担架，患者头部向后，足部向前，后面的担架员可随时观察患者的病情变化；担架员步调要一致，平稳前进。

2）徒手搬运法　现场找不到担架，转运路程较近，可采用徒手搬运法。此法对患者和搬运者双方都比较劳累，病情重的患者不宜采用此法。

① 单人搬运法　a. 背负法：急救者站在患者前面，与患者同一方向，微弯背部将患者背起。胸部创伤患者不宜采用此法；如患者卧于地上不能站立，则急救者可躺在患者一侧，一手紧握患者后腰，另一手抱其腿，用力翻身，使其伏于急救者背上，而后慢慢站起。b. 抱持

法：患者如能站立，急救者站于患者一侧，一手托其背部，另一手托其大腿，将其抱起；患者若有知觉，可让其用手抱住急救者的颈部。

c. 扶持法：病情较轻且能够站立行走的患者可采取此法，急救者站在患者一侧，使患者靠近他的一臂，揽着自己的头颈，然后急救者用外侧的手牵着他的手腕，另一手伸过患者背部扶持其腰，使身体略靠着急救者，扶着行走。

② 双人搬运法　a. 椅托式：甲以右膝跪地，乙以左膝跪地，各以一手伸入患者大腿之下而互相紧握，另一手彼此交替支持患者背部。b. 拉车式：甲站在患者头部，两手插到其腋前，将其抱在怀内，乙站在其足部，跨在患者两腿中间，两人步调一致慢慢抬起患者卧式前行。c. 平抱或平抬式：两人并排一侧，将患者平抱，也可前后或者左右将患者平抬。

③ 三人或多人搬运法　三人并排，将患者抱起齐步一致前进；四人或六人可面对面站立将患者抱起。搬运过程中动作要轻巧、敏捷、协调一致，避免震动，减少患者痛苦，路途较远时，应寻找合适的交通工具再进行转送。

3）特殊患者的搬运方法　除了上述的一些较为普通的搬运法，如果遇到一些特殊患者，还有一些特殊搬运法，比如内脏脱出、脊柱颈椎有损伤的患者，就不可以用上述那些方法，而是用一些特殊搬运方法和技巧。

① 腹部内脏脱出的患者：先进行包扎以保护脱出的内脏，然后搬运。包扎方法如下：a. 患者双腿屈曲，腹肌放松，防止内脏继续脱出；b. 脱出的内脏严禁送回腹腔，避免加重污染，可用大小适当的碗扣住内脏或取患者的腰带做成略大于脱出内脏的环，圈住脱出的脏器后用三角巾包扎固定；c. 包扎后取仰卧位，注意腹部保暖，防止肠管过度胀气。

② 昏迷患者：患者平卧或俯卧于担架上，头偏向一侧，以利于呼吸道分泌物引流。

③ 骨盆损伤的患者：骨盆损伤时应先将骨盆用三角巾或大块包扎材料作环形包扎，然后让患者卧于门板或硬质担架上，双膝微屈，

下部加垫，再进行搬运。

④ 脊柱损伤的患者：搬运时严防颈部和躯干前屈或扭转，应使脊柱保持伸平直。

⑤ 异物刺入体内的患者：若刀子、匕首、钢筋、铁棍及其他异物因意外刺入体内后，切忌拔出异物再包扎。异物可能刺中重要器官或血管，如果盲目将异物拔出会造成出血不止，甚至导致更严重的伤情发生，应包扎后搬运。包扎方法如下：a. 先将 2 块棉垫或替代品安放在异物显露部分的周围，尽可能使其不动摇，然后用棉垫包扎固定，使刺入体内的异物不会脱落；b. 还可制作环行垫，用于包扎有异物的伤口，避免压住伤口中的异物；c. 搬运时应避免挤压。刺入物外露部位较长时，要有专人负责保护刺入物。途中严禁震动以防刺入物脱出或深入。

（2）注意事项

1）搬运前　准备搬运患者前，我们必须先对患者做好初步急救，在原地对患者做好评估、包扎、止血和固定等妥善处理后，再行搬运；按不同的伤情和环境采取不同的搬运方法，避免再次损伤和由于搬运不当造成的意外伤害；最好选用装备齐全的救护车运送患者，听从专业医务人员的指挥，以提高转运效率和救治成功率。在救护车不能迅速到达的偏远地区，宜选择能使患者平卧的车辆转运，如果条件允许，最好进行航空救护；对于严重创伤的患者应尽量减少搬运。

2）搬运中　在搬运中动作要轻巧、敏捷、步调协调一致，遵循节力原则，速度适宜，避免震动，以减少患者的痛苦。对于创伤患者，如果无明显禁忌证，可注射镇痛药，减轻转运途中的疼痛，防止创伤性休克；颈部固定时，注意要轴线转动，不仅要避免颈部前屈、后伸和扭曲，还要避免身体其他的骨关节和脊椎弯曲和扭转，以免加重损伤。搬运过程中，应注意观察患者的伤势和病情变化，确保患者安全；保持呼吸道通畅，防止窒息；注意保暖，对于意识不清或感觉障碍的患者，忌用热水袋，以免烫伤。如发现面色苍白、头昏、眼花和脉搏细弱等休克征象时，必要时应暂停护送，进行就地急救处理，待情况好转后，再继续护送。

3）搬运后　病情可能是变化和发展的，初次评估也可能并不十

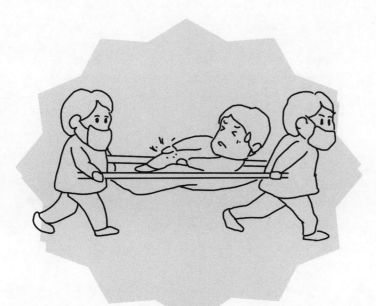

分准确，因此患者到达医院后，应对患者进行再次评估和分类。

2. 转运术

转运的目的是为了帮助患者寻求或完成更好的诊疗措施，让其尽可能最快地获得更专业更精细的治疗，最大限度地挽救患者的生命，减轻伤残。但转运存在风险，只有当获益大于风险的情况下才推荐转运，否则应重新评估转运的必要性。

（1）基本原则

1）迅速观察受伤现场和判断伤情。

2）对生命体征不稳定者，或在转运途中有生命危险的患者，应暂缓转运。

3）做好患者现场的救护，先救命后治伤。

4）应先止血、包扎、固定后再转运。

5）患者体位要适宜。

6）不要无目的地盲目移动患者。

7）保持脊柱及肢体在一条轴线上，防止损伤加重。

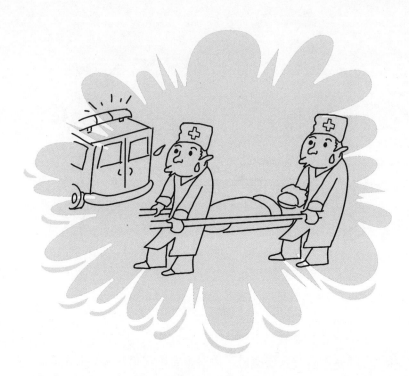

8）动作要轻巧、迅速，避免不必要的震动。

9）注意伤情变化，并及时做急救处理，如行驶中不能操作，应立即停车急救。

（2）转运前准备

转运前除了评估患者自身情况是否适合转运，同时其他各项工作都要做好充足的准备，比如转运的路线、交通工具、通信设备等，都要做好安排才可出发。

（3）转运途中的监护

转运急诊患者有很多不确定因素，因此转运中的监护和生命支持是不可缺少的。若呼吸、心跳突然出现危象或骤停应在救护车等环境中立即进行心肺复苏；如肢体包扎过紧，造成肢体缺血而使手指、足趾变凉发紫，则应立即调整包扎；远距离长时间转运患者，止血带需定时放松；患者频繁剧烈地抽搐、呕吐等，需立即做相应处理。若病情变化，车辆行驶影响操作，应立即停车急救。

（4）注意事项

不管选择什么转运方式、什么转运工具运送患者，我们最终目的都是将患者安全地运送到医院，进行后续治疗。在转运过程中我们需要注意：

1）救护车运送患者应尽量选择近程路径、平整路面，少走弯路、减少颠簸，车辆行驶途中要避免急拐弯、急刹车等，以免增加患者不适或加重病情。为保证患者安全，须妥善固定患者及车载担架，并酌情阶段性缓行。

2）运送特殊患者如传染病和一些特殊中毒患者，应该做好救护者和陪护者自身的防护工作。对于有特殊需要的患者，应在途中采取避光、避声等减少刺激或防震的措施。

（5）转运途中做好详细抢救记录，内容包括患者症状、体征、所做抢救措施、用药名称、剂量、效果等，记录要客观、真实、准确、及时，以备向目的地医护人员交接。

（6）提前通知并在转运途中与医院内的"急救绿色通道"保持联系，保证患者一到医院就能跟进后续治疗，从而为抢救患者赢得时间。

 五、急诊就诊

1. 急诊诊治范围

上文介绍了在院前急救时如何做好病情评估、患者搬运和转运的相关知识，但是要知道，并不是所有患者或其他人认为着急的病就是急诊疾病，就可以看急诊。那么哪些疾病是属于急诊范畴？所谓急诊疾病是指突发病理因素侵害引起症状、原有疾病短时间内加重、外伤受害或异物侵入人体等，使身体处于危险状态或非常痛苦的状态，需要医护人员进行紧急救护。

主要涉及以下范围：

（1）呼吸、心搏骤停：各种原因引起的呼吸、心搏骤停者。

（2）各种危象：如高血压危象、高血压脑病、高血糖危象、低血糖危象、甲状腺功能亢进危象、急性肾上腺危象等。

（3）急性发热：体温超过 38℃。

（4）急性外伤：如脑、胸、腹、脊柱、四肢等部位的创伤、烧伤、骨折等在 24 小时内未经治疗者。

（5）急性大出血：如咯血、呕血、便血、鼻出血、产科出血、外伤性出血及可疑内脏器官出血等。

（6）心血管系统急症：急性心力衰竭、心律失常、心动过速、心动过缓、心肌梗死、高血压超过 180/110 毫米汞柱等。

（7）神经系统急症：昏迷、晕厥、抽搐、癫痫发作、急性肢体运动障碍及瘫痪等。

（8）各种意外：呼吸困难、窒息、中暑、溺水、触电、严重蜇咬伤等。

（9）急性腹痛：包括内科急腹症和外科急腹症。

（10）急性感染性疾病：包括比较严重或症状明显的局部感染，如急性蜂窝组织炎、急性淋巴管炎等。

（11）急性异物侵入：耳道、鼻道、咽部、眼内、气管、支气管及食管异物等。

（12）严重的急性过敏性反应：如严重哮喘、急性喉头水肿等。

（13）各种急性中毒：如一氧化碳中毒、酒精中毒和药物中毒等。

（14）泌尿系急症：尿潴留、肉眼或镜检血尿、肾绞痛、肾衰竭等。

（15）眼部急症：急性眼部疼痛、红肿、突然视力障碍、急性青光眼、电光性眼炎及眼外伤等。

（16）急性传染性疾病：需特别注意可疑烈性传染病[1]。

（17）妇产科急症：急产、难产、流产、产前后大出血、子痫等。

---

[1] 烈性传染病：我国《传染病防治法》将发病率高、流行面广、危害严重的 39 种急性和慢性传染病列为法定管理的传染病，并根据其传播方式、速度及其对人类危害的程度分为甲、乙、丙三类。烈性传染病通常是指天花、鼠疫、霍乱等来势凶猛、传染性强、死亡率高的传染性疾病。传染性非典型肺炎、肺炭疽、人感染高致病性禽流感和甲型 H1N1 流感这四种传染病虽被纳入乙类，但是发生暴发或大流行时可直接采取甲类传染病的预防和控制措施。

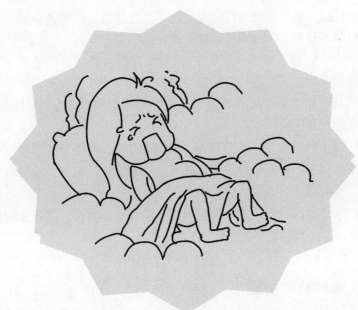

（18）其他：休克、全身多脏器功能障碍等其他全身性急危重症或经预检医护人员认为符合急诊条件者。

2.病情分诊

当然，并不是说除了上述疾病，其他疾病急诊都不看，在门诊停诊时，为方便患者诊治，急诊就诊范围也可以适当放宽。但是在急诊就诊时，请根据急诊医护人员分诊按序就诊，因为急诊不像门诊完全按序叫号就诊，并非谁先挂号谁先就诊，而是分诊护士根据患者病情进行分区就诊，目前急诊较多采用的是"三区四级"的分诊就诊模式。

Ⅰ级（濒危患者——红区）：有生命危险，必须立刻紧急救治。如心跳、呼吸骤停，剧烈胸痛，持续严重心律失常，严重呼吸困难，重度创伤，大出血，急性中毒，严重复合伤等。这些患者都是直接进入抢救室，或者开放"绿色通道"进行抢救。

Ⅱ级（危重患者——红区）：有潜在性威胁生命的可能。如心脑血管意外、严重骨折、腹痛持续36小时以上、突发剧烈的头痛、开放性创伤、儿童高热等。危急患者一般是先救治后挂号，迅速复苏和抢救，优先进入"绿色通道"。进入"绿色通道"的患者在检查、取药、付款时持有专用标识可得到最优先的服务。

Ⅲ级（急症患者——黄区）：急性症状持续不缓解的患者。如高热、寒战、呕吐、闭合性骨折等。若病情复杂难以立刻确定科室可根据病情最严重的系统所属科室先诊治，并呼叫需要的专科医生会诊，以得到检查与治疗。

Ⅳ级（普通患者——蓝区）：慢性疾病急性发作患者或者门诊患者。如急性上呼吸道感染、创面感染、轻度变态反应等。诊治可以按序等待医生检查。

在急诊就诊时一定要根据分诊护士安排有序就诊，这样才能让那些真正需要急救的患者得到优先诊治。

六、常用急救护理

日常生活中碰到需要急救的患者时，一定要沉着冷静处理，不能自己先慌了手脚。在这里给大家介绍一些家庭或户外常用的急救护理小知识，遇到一些小毛病可以先简单应急处理。

1. 扭伤

扭伤是日常生活中最常见的外伤之一，通常是关节部位的损伤。一旦发生扭伤，可以立即用弹力绷带包好，受伤部位要制动，避免再次损伤。如果有肿胀，在受伤 48 小时之内可以用冰袋冷敷，每小时一次，每次 0.5 小时，注意观察肿胀处的皮肤和肿胀情况，切忌冻伤。在 48 小时后可以改为热敷，加速受伤部位血液循环，加快消肿。切记，对于已经受伤的关节千万不要再去活动，否则容易加重韧带损伤，留下严重的后遗症。

如果经过上述处理方法症状不能缓解甚至加重，可能存在骨折或韧带断裂，请立即去医院就诊检查。

2. 外伤

在生活中总免不了磕碰、外伤，有些只是擦破皮，这种伤口只需做清洁处理，充分暴露伤口、创面敞开就可以。如果是出血较少且伤势不严重的伤口，可以不涂抹红药水或者止血药粉，可在清洁伤口以后贴一张创可贴覆盖伤口即可，浅表的伤口只要保持伤口的清洁干燥就可以。

如果伤口出血不止，不要惊慌，有可能是伤口正好在血管处，尤其是手部伤口，因为手部血管较丰富，外伤后出血较快、较多，有时候会"血流不止"。这时最简单的止血方法就是用橡皮筋绑在手指根部，然后抬高患肢立即前往医院就诊。我们一定要记住每隔20～30分钟将橡皮筋松开几分钟，否则容易引起手指的缺血坏死。

3. 骨折

当发生外伤后，发现受伤处有畸形、异常活动、骨擦音或骨擦感，那么就有骨折可能。骨折本身并不可怕，最重要的是要及时发现患者全身情况及损伤。四肢的骨折均应临时固定，以减少疼痛，防止休克，又可减少搬运过程中损伤断端组织、血管、神经等。如果遇到骨折，我们可以通过以下方法来应急处理。

（1）清洁伤口：如果骨折处有伤口，应该立即清理污染异物，并用干净纱布覆盖；如果出血不止，则需要压迫止血；尤其是有骨头外露，更应做好伤口清洁，避免感染引发骨髓炎。

（2）快速复位：如果发现骨折处有畸形，特别是成角畸形，需立即正确地进行复位，否则骨折容易将周围血管神经刺破。复位时需动作轻柔沿着骨纵轴方向牵拉骨，达到复位。切忌用蛮力，否则容易引起骨折部位的二次损伤。

（3）固定妥善：不要盲目移动受伤部位，应尽快用夹板将受伤部位妥善固定。如果没有专用夹板，在生活中也可以用木片或者折叠起来的硬纸板，放在受伤的肢体下面或侧面，用绷带、皮带或者领带缠住夹板和受伤的肢体。缠绕时要松紧适宜，避免用细绳固定，以免血液循环受阻。

（4）安全转运：搬动骨折患者动作一定要轻柔，尤其是脊柱骨折，搬运中一定多人协调，保持患者脊柱轴线稳定，否则容易引起脊柱错位，损伤脊髓导致瘫痪。对于颈椎骨折的患者，搬运过程一定要专人负责头部和颈椎，保持和躯干平行的体位，否则容易导致四肢瘫痪甚至死亡。

（5）对离断的肢体转运前应将断肢用消毒敷料或干净毛巾等包裹并放入密闭塑料袋中，然后放在盛放冰块或冷水的容器中，切记不可将冰块直接接触肢体；禁止将断肢浸泡在酒精、消毒液、生理盐水等液体内。对肢体不完全离断的患者，应以夹板固定。

（6）对于怀疑发生骨折的患者，均应按照骨折处理。

4. 脱臼

在日常生活或劳动、体育训练中，因外伤或用力不当可造成关节脱位，一般下颌、肩、肘、髋关节容易发生脱位。患处肿胀、关节外部变形或出现剧烈疼痛。严重时可伴有血管、神经损伤。

对脱臼的关节，要限制活动，以免加重伤势。并且争取时间及早复位，即用正确的手法将脱出的骨端送回原处，然后予以固定。

遇到脱臼一定要妥善处理，一旦处理不当，或者没有复原好，很容易变成习惯性脱臼。但是切记如果对骨骼组织不太熟悉，那就不要随意复位，以免引起血管或神经的更大损伤。复位不成功，应将脱臼的关节用绷带等固定好，送医院处理。局部冷敷，可以减轻疼痛。

（1）肘关节脱臼：可把肘部弯成直角，用三角巾把前臂和肘托起，挂在颈上。

（2）肩关节脱臼：可用三角巾托起前臂，挂在颈上，再用一条宽带连上臂缠过胸部，在对侧胸前打结，把脱臼关节上部固定住。

（3）髋关节脱臼：应用担架将患者送往医院。

（4）脱臼有可能合并骨折，遇到这种情况，应及早送往医院治疗。

5. 动物咬伤

现在我们周围养宠物的人越来越多，不管是可爱的猫狗，还是其他小宠物，万一不小心被咬到了，我们应该怎么办？也许有些人会问："狗注射过疫苗，我还需要去医院注射疫苗吗？"下面我们就来介绍一下，万一被动物咬伤如何急救。先区分是有毒动物还是无毒动物咬伤，然后再处理伤口。

（1）无毒：如果被无毒动物咬伤，比如猫狗之类要立即处理伤口。在伤口上下 5 厘米处用布带勒紧，将污血吸出；然后迅速用清洁的水（最好是流动水）或肥皂水将伤口掰开进行冲洗。

（2）有毒：如果被毒蛇或者蜥蜴等有毒动物咬伤时，首先让患者躺下并放低被咬伤的部位，用绳子或手帕在伤口近心端上方2～10厘米处结扎，每15分钟左右放松一下，用火将小刀片消毒，在每个牙痕上割一个十字形切口，用嘴从伤口吸出毒液，但是如果施救者口腔有溃疡或者炎症时，切忌用嘴吸血，因为这样毒血可能通过施救者口中的溃疡处进入体内。因此我们可以找一点其他工具，比如吸奶器或者火罐等把毒血吸出来。

简单处理动物咬伤后，要迅速将患者送入有"犬伤门诊"的医院进行诊治，在24小时内注射狂犬疫苗和破伤风抗毒素。

在注射疫苗期间，注意不要饮酒、喝浓茶、喝咖啡，也不要吃有刺激性的食物。伤口还没有愈合时，尽量避免和宠物亲密接触，以防宠物的唾液污染伤口。

如果不慎被人咬伤，处理方法和被动物咬伤处理方法一样，因为

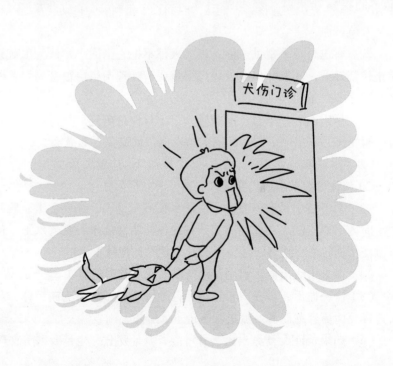

人口腔中的细菌并不比动物口腔中的少。

6. 鱼刺卡喉

平时吃鱼的时候，尤其是那些肉质鲜美鱼刺细小的河鱼，我们很容易被鱼刺卡喉。那么遇到鱼刺卡喉的时候应该如何急救？能不能按照某些偏方喝醋或者吞咽米饭把鱼刺给咽下去呢？

（1）如果遇到鱼刺卡喉，尤其是较大或者较长的鱼刺，千万不要用喝醋或者吞咽米饭之类的偏方。这种方法虽然有时候会有效果，但是也很可能鱼刺没有除去，反而刺得更深，甚至刺破食道，引发感染。

（2）如果遇到鱼刺卡喉，可以请他人或自己用镜子观察咽喉部，可用筷子、牙刷放在舌部前 2/3 处，轻轻平压，观察整个口咽部，看有没有鱼刺。扁桃体肥大的人，鱼刺常直接刺在扁桃体上，容易看清。将压舌板稍偏向一侧压住舌部并发"啊"音，如果看见鱼刺，可以用稍长点的镊子或筷子钳拔出来。若是看不见鱼刺，且吞咽时有明显的刺痛，刺痛持续固定在一个部位，那很可能是咽喉部甚至食道上扎了鱼刺，这种情况一定要去医院急诊，不能认为时间长了鱼刺就会自动脱落。

7. 流鼻血

流鼻血也是一个常见急症，很多人都不把它当回事，认为出血只要止住就好了，其实鼻出血处理也很重要，处理不当也很容易引发许多并发症。

（1）鼻出血后，坐直，向前倾，上半身保持挺直，降低鼻子的血压，阻止进一步出血。同时，向前坐也能帮助避免吞咽血液。

（2）捏住鼻子，用一只手捏住鼻梁下方的软骨部位，持续15～20分钟；如果出血仍在继续，请及时到医院就诊。

（3）为了防止再次出血，不要挖鼻孔或擤鼻涕，并且在出血后几个小时内不要弯腰。在此期间，请记住保持头部高于心脏的水平，也可以使用棉签或手指轻轻地将一些凡士林涂抹在鼻子内部。

（4）如果再次出血，请用力呼气以清除鼻腔内的血块。

（5）流鼻血后，很多人都会习惯性地捏住鼻子后将头向后仰，其实这样反而更容易使鼻血流进呼吸道进入肺里，引发并发症。

（6）如果长期反复鼻出血，有可能有其他疾病，也请及时去医院就诊。

8. 异物入耳

耳中的异物会引起疼痛，感染和听力丧失。如果异物落入耳中，可采取如下对策：

（1）请勿使用棉签或火柴棒等工具探测耳朵，这样可能将异物推得更远并损伤耳道。

（2）如果异物清晰可见，柔韧，可以用镊子轻松抓住，轻轻将其取出。

（3）尝试使用重力。将头部倾斜受影响的一侧以试图移除异物。

（4）对于昆虫可尝试使用油。如果异物是昆虫，则倾斜头部使带有昆虫的耳朵向上。尝试将矿物油、橄榄油或婴儿油滴入耳中，将昆虫漂浮出去。应该使用温暖的但不是热的油。不要用油去除昆虫以外的异物。请勿将此方法用于儿童。

（5）尝试洗出异物。使用橡皮球耳塞注射器和温水将异物从耳道中冲洗出来，前提是耳膜没有穿孔。

9. 异物入眼

遇到异物进入眼睛，不管是什么东西都绝对不能揉眼睛，也不可以闭眼转动眼球。因为不论是多么细小的东西都会有损伤角膜的危险。

（1）如果是粉尘、沙子之类的小异物，可以自己或者请其他人帮忙轻轻翻开眼皮，让泪水冲刷异物，使其自行流出来；或者用清水湿润的清洁棉签将异物轻轻擦掉。如果异物进入较深，还是要去医院就诊，由专业医生进行处理。

（2）如果遇到酸碱等有腐蚀性的液体溅入眼内，应立即用自来水或干净流动水冲洗眼睛15分钟以上，然后去医院就诊。冲洗方法：翻开上下眼皮，让缓慢流动的水流直接流过眼球表面；如果没有流动水，可以用脸盆盛满清洁的水，将眼睛浸没在水中，连续地做睁闭眼的动作。伤眼的当天应冷敷，第3天可热敷。

（3）如果是异物刺伤等严重伤害眼睛的情况，切忌擅自拔出异物，否则可能直接损伤眼睛，或者引起大出血。这种情况需立即前往医院就诊。

（4）如果是粘在角膜（黑眼珠）上的异物，最好是去医院就诊。

（5）发生异物入眼的情况，如果戴隐形眼镜，请一定先将隐形眼镜取下。

10. 小儿高热惊厥

高热惊厥是比较常见的小儿急症，越小发病率越高，特别是 6 个月至 3 岁的儿童发病率最高。那么，如果遇到小儿高热惊厥，除了将小儿马上送医院或呼叫 120，还能做什么？医生要抓紧分分秒秒给予急救，最大程度地阻止或减少高热惊厥并发症和次生伤害的发生，家长则要做到"三要和二不要"。

（1）三要

1）要按时给患儿喂药，治疗引起发热的原发病。

2）要让患儿多饮水、多休息。

3）要密切观察患儿体温变化。

（2）二不要

1）不要给患儿过度保暖，适当的暴露可以增加散热。

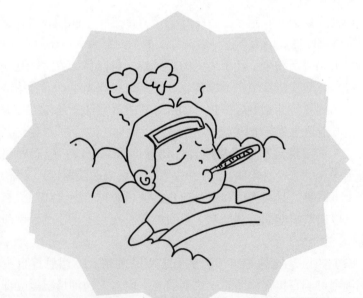

（2）不要带患儿去人多的公共场所。

（3）急救措施

1）去枕平卧，让患儿头偏向一侧。

2）保持患儿呼吸道通畅，解开衣领，切忌将患儿包裹太紧，同时用手帕或软布（必须是无棉絮）放在上、下磨牙之间，防止咬伤舌头。

3）物理降温：冰袋或冰宝贴冷敷患儿前额，没有冰袋就用冷毛巾代替。

11. 晕厥

如果发现有人晕厥，首先要判断有没有心跳、血压，是否需要立刻进行心肺复苏，并尽快送往医院。如果患者的心跳、血压基本稳定，那么要看患者在哪里晕倒，如果是密闭高温环境内晕倒，那就有可能是缺氧造成的，可初步排除脑血管原因，就可以跟患者说话。如果是脑出血或脑梗死，可能出现说话不利索的情况。条件允许，可以检查患者瞳孔；最后检查四肢，看四肢活动是否正常。再观察四肢肌肉力量的改变，理论上四肢应该是力量对称的。同时还可以做一些紧急的急救措施。

（1）让患者头低脚高躺下。

（2）解开患者衣领、裤带及胸罩。

（3）注意保暖和安静。

（4）喂服糖水或热茶，但是要注意防止患者呛咳。

（5）用低浓度有刺激性溶液比如消毒液、风油精等近鼻嗅入。

（6）用拇指、食指捏压患者合谷穴（手之虎口处）；还可用拇指掐或针刺人中。

（7）出现心跳骤停，应立即进行心肺复苏。

（8）经初步处理后送急诊。

12. 误服药物

在日常生活中有时会发生误服药物的事情，要么多服了药，要么就是服了包装相似的药，或者过期的药。这种事情常在老年人或者2～6岁儿童身上发生。那么误服药到底要紧吗？服错药以后需要去医院洗胃吗？

（1）不管是何种原因服错药，首先要做的就是迅速排出胃内药物。可以刺激咽喉来催吐，也可以快速饮用冷盐水、姜汁水催吐。

（2）如果是误服了碘之类，可以先给患者喝面糊等淀粉类的流质，然后再催吐。因为淀粉能与碘作用，转变成碘化淀粉而使碘失去效用，反复多次，直到呕吐物不显蓝色为止。

（3）如果是强酸强碱之类的腐蚀性很强的药物，则不建议催吐洗胃。可以先让患者喝大量鸡蛋清、牛奶等先保护胃黏膜和食管，随后立即去医院就诊。

（4）在送患者去医院救治时，可以带上患者服错的药或药瓶，供医生抢救时参考；如果不知道误服了什么药，但是有呕吐物、残留物等也可以带到医院以备检查。

（5）催吐只适用于服药后有意识的患者，对于服药后已经意识丧失或者伴有抽搐的老年人或儿童，禁止催吐，应尽快送到医院急诊。

13. 食物中毒

人吃五谷杂粮，有时会不小心吃坏东西，比如吃了变质的食物、生冷的海鲜后出现上吐下泻的情况，这些都可统称为食物中毒。进餐后如出现上吐下泻等食物中毒症状，要立即先自救，如果症状不能缓解，需立即去医院就诊。在日常生活中，购买和食用食品时，一定要注意先看一下食物的生产日期、保质期等。一旦怀疑食物有问题，应立即停止食用，同时还可以用下述方法解救。

（1）如果进食后时间短，在2小时以内可以快速大量饮用冷盐水或者姜汁催吐，也可以用筷子、勺子之类工具刺激咽喉部催吐，尽快排出毒物。

（2）如果是食用了变质的鱼、虾等水产品，可取食用醋100毫升兑水至300毫升，稀释后一次服下。

14. 农药中毒

误服农药10～30分钟后，一般会出现头晕、恶心、呕吐、流涎、大汗、面色苍白、大小便失禁等症状。在送医院抢救前，可用筷子、勺子或手指刺激咽喉部，使患者将农药吐出。呕吐后可再服用鸡蛋

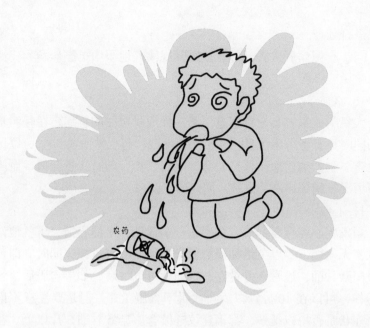

清、牛奶或浓奶粉等以保护胃黏膜，减轻农药对胃壁的刺激，延缓对毒物的吸收。

15. 癫痫

癫痫即俗称的"羊癫疯"或者"羊角风"。发作起来常以突然意识丧失、全身强直和抽搐为特征，持续时间数秒到数分钟不等。遇到癫痫发作患者，可采取以下做法救助。

（1）立即扶患者侧卧，防止摔倒、碰伤。

（2）松开患者衣领、胸罩、衣扣、腰带，保持呼吸道通畅。

（3）头侧位，使唾液和呕吐物尽量流出口外；取下假牙，以免误吸入呼吸道。

（4）为了防止患者在抽搐时舌咬伤，可将手帕卷成长条塞入其上下牙之间。

（5）癫痫抽搐发作时，不要用力按压患者肢体，以免造成骨折或扭伤。

（6）发作过后昏睡不醒，尽可能减少搬动，让患者适当休息。

（7）已摔倒在地的患者，应检查有无外伤，如有外伤应根据具体情况进行处理。

（8）有癫痫病史者，必须按医嘱规律性地服用抗癫痫药物，切忌擅自减量或停服。

16. 咯血

大量咯血很容易导致窒息，是一种危及生命的急症。在呼叫救护车的同时让患者卧床休息，并抬高双下肢，与水平面成30°，以保证脑及重要脏器的供血。保持安静，绝对禁食，随时注意脉搏、血压和呼吸情况。胸部用冷毛巾敷，同时防止受凉。

17. 心绞痛发作

当发生心绞痛时，一定要停止一切活动，平静心情，可就地站立休息，无须躺下，以免增加回心血量而加重心脏负担；同时立即舌下含服硝酸甘油，通常2分钟左右疼痛就可以缓解，如果含服后缓解效果不佳，可以在10分钟以后再次舌下含服1片。但是要注意不论心绞痛症状是否得以缓解，都不建议连续含服硝酸甘油3片以上。在休息或者含服硝酸甘油片后疼痛不能缓解或者发作时间较平时重且持续时间长，还是要到医院就诊治疗。

对于有心血管病史患者，平时还是要避免进食高脂肪、高胆固醇的食物，要多吃水果、新鲜蔬菜；可以适量饮用红酒之类软化血管，减少心绞痛发作；平时工作注意劳逸结合。

七、小贴士

1. 高热后，尤其是小儿高热，切忌"焐"，不要给患儿穿太多衣服，这样不利于散热，有时候反而会加重病情。应该给予宽松的衣服，便于散热。

2. 外伤后如果需要注射破伤风抗毒素，请在外伤发生后24小时内去医院就诊注射。

3. 外伤后，切忌用一些煤灰、烟灰、消炎粉涂在伤口上，这样不仅对伤口愈合没有帮助，反而容易污染伤口，造成伤口感染。

4. 外伤后，不要用纸巾覆盖在伤口上压迫止血，因为伤口的血与纸巾容易融成纸浆，与伤口粘在一起给伤口清洁带来困难。

5. 指甲边缘倒刺应该用干净的指甲刀剪去，而不是直接把倒刺撕掉，因为直接拔倒刺很容易引发甲沟炎。

6. 家庭常用的日化品

（1）酸性：洁厕灵、洗发水、某些沐浴露。

（2）中性：洗手液。

（3）碱性：洗洁精、香皂／肥皂、某些沐浴露、洗衣粉、厨房清洁剂。

7. 生活中易引发中毒的食物

（1）生鸡蛋：其实不止生鸡蛋，一些鱼、禽畜类体内都含有一种沙门氏菌，这种细菌很容易引起食物中毒。因此在食用这些食物时一定要彻底加热，避免生食。

（2）生海鲜：海鲜中含有大量副溶血弧菌（嗜盐菌），这种菌喜欢盐，因此，在制作海产品食物时，首先应用自来水冲洗干净，然后再煮熟。

（3）豆类：未炒熟的四季豆、芸豆、刀豆、扁豆、豇豆等豆类中含有皂苷，人食用后会出现全身乏力、贫血、黄疸、肝肿大、呕吐、发热等中毒症状，若不及时抢救会有生命危险。

（4）某些蔬菜：金针菜中含有的有毒物质秋水仙碱进入人体后，会使人出现咽干、口渴、胃有烧灼感、恶心、呕吐、腹痛、腹泻等中毒症状；鲜木耳含有一种光感物质，人食用后会随血液循环分布到人体表皮细胞中，受太阳照射后会引发日光性皮炎。这种有毒光感物质还很容易被咽喉黏膜吸收，导致咽喉水肿。

（上海中医药大学附属曙光医院　沈　敏）

下篇

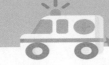

院前与家庭急救对症处理

第 1 章

昏 迷

　　昏迷是意识障碍中最严重的一种，表现为意识丧失、运动感觉和反射功能障碍、对外界刺激丧失反应。按照昏迷程度的不同可以分为轻度、中度和重度。轻度昏迷又叫浅昏迷，患者对外界刺激无反应，只有在强烈的疼痛刺激下（如用力压迫眼眶的内侧上缘）患者会出现痛苦表情、呻吟或者防御反应。各种生理反射以及瞳孔对光反应仍然存在，呼吸、脉搏、血压一般无明显改变；中度昏迷的患者只有在强刺激下才会出现防御性反应，各种生理反射均减弱，瞳孔对光反应迟钝，呼吸、脉搏、血压出现改变，有大小便潴留或者大小便失禁；重度昏迷的患者对外界所有刺激均无反应，各种生理反射和瞳孔对光反应均消失，可能有血压下降、呼吸不规则等症状。

　　人处于清醒状态需要大脑皮层保持有一定的兴奋性，这就需要感觉传导的路径和脑干网状结构正常工作。当脑细胞缺血缺氧，可能会导致脑部的功能结构受损和脑活动功能减退，产生意识障碍。昏迷是急诊中经常遇到的危重症之一，占急诊总数的 3%～10%，病死率高达 20%。昏迷的病因复杂，病种繁多且无法问诊，所以诊断较为困难，尤其是老年患者因为基础疾病较多，难以迅速准确地找到导致昏迷的病因，给治疗带来一定的困难。

　　本章主要讲述一些常见且极易在短时间内危及生命的疾病。

一　常见疾病及病因

1. 脑出血

脑出血是指原发性非外伤导致的脑实质的出血，占所有脑卒中的

20%～30%，是脑血管病变中死亡率最高的类型。脑出血是老年人最常见的脑血管病变，多发生于 50 岁以上且血压控制不好的高血压患者。部分患者有家族性高血压或者脑血管意外史。引发脑出血的原因非常多，其中最主要的原因是高血压引起的脑内小动脉的硬化，其他原因有颅内动脉瘤破裂、血管畸形破裂、血液病、动脉炎、脑肿瘤破裂等。

小动脉硬化最主要的原因是高血压。心脏相当于水泵一样，赋予血液一定的动力推送出去，这就需要有一定的压力确保血液能够流经全身。当这个压力过大时，血液对血管向外扩张的张力就会增大，为了保持血管原有的形状，不至于被扩张太大，血管也会有一个向内收缩的力。初期，因为血管长期用力向内收缩，小动脉会出现痉挛。随后，负责约束血管的弹力纤维结构就会因为长期的收缩代偿性地增厚。随着病情的进一步加重，弹力纤维和血管壁就会因为长期的扩张导致退行性改变。就像拉橡皮筋一样，一直拉着橡皮筋就会变松，血管内膜细胞与细胞之间的连接会变松，细胞与细胞之间的间隙增大，也就是血管内膜的通透性增加。这样会使血液中的脂质通过受损的细胞内膜进入到血管壁里。随着血液中的脂肪等其他物质逐渐积聚在血管壁中，血管壁出现脂质透明变形、纤维蛋白样坏死，最终导致管壁坏死。而微动脉瘤和血管淀粉样病变也是因为血管内膜的通透性增加，使血液中不同的物质沉积而造成不同的病理改变。这些病理改变都会使脑血管变得失去弹性而更加脆弱，当患者因为情绪激动、用力排便或推举重物时会使血压骤然上升，造成血管病变处的破裂出血。脑出血后，在颅腔原本就比较狭小的空间中形成血肿，可压迫脑组织使动脉和颅内的压力升高。脑部的血流灌注取决于血压与颅内压的压差，当颅内压升高时，脑部的血液灌注量就会减少，使脑部血液循环出现障碍。缺少足够的血液供应，脑细胞会迅速出现缺氧反应，并且出现脑水肿压迫局部的神经组织导致神经功能出现障碍，若抢救不及时，可能导致脑细胞因缺氧而死亡。

2. 低血糖

低血糖是由于多种原因引起的血浆葡萄糖过低，导致出现自主神经系统症状和神经低血糖性症状的综合征。青年人或者身体健康没有疾病的人出现低血糖的概率比较小，因为在正常人体血液中多余的糖分可以转化为糖原储存在肝脏和肌肉中，当血糖浓度较低时，人体可以分解储存在肝脏和肌肉中的糖原来维持。但是在糖尿病患者中，自身对血糖的调控能力不够，不能有效地储存和利用多余的血糖，并且因为长期使用胰岛素等降糖药物，如果摄入的能量不够多或者因为用了较大剂量的降糖药时，便容易出现低血糖情况。这使得低血糖成为糖尿病治疗中常见的问题之一，也是糖尿病治疗不当的结果。

　　那么，低血糖的定义是什么呢？对于正常人而言低血糖的标准是血糖低于 2.8 毫摩尔 / 升；糖尿病患者因为平时血糖偏高，考虑到平时的代谢水平也偏高，所以低血糖的标准为低于 3.9 毫摩尔 / 升。当然，并不是所有低于这个血糖标准的人都会出现低血糖反应。低血糖有三种情况：一是"低血糖"，仅仅指血糖低于 2.8 毫摩尔 / 升或 3.9 毫摩尔 / 升，但是并没有出现任何症状或者不适感；二是"低血糖反应"，指出现了饥饿、心慌、出冷汗等低血糖的表现，但是测血糖时，

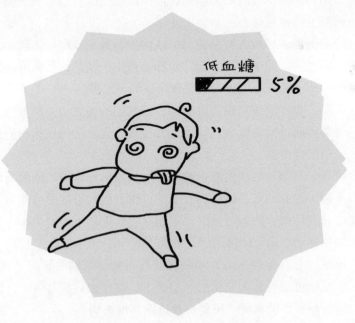

血糖不一定是过低的，甚至还有可能是偏高的。这可能因为一些人或者是糖尿病患者本身对血糖的需求和代谢水平比较高，当血糖低于这个比较高的阈值或者因为使用了过多的胰岛素导致血糖快速下降，机体不能马上适应便会出现这些低血糖的表现，但是实际上血糖并不低；三是"低血糖症"，指血糖低于 2.8 毫摩尔 / 升或 3.9 毫摩尔 / 升，并且出现低血糖表现。

既然已经知道了低血糖对于糖尿病患者的危害，那么要避免这种情况的发生首先需要了解其发生的原因。

第一，药物原因。正如上面提及的降糖药的过量使用，胰岛素、磺脲类和非磺脲类胰岛素促泌剂以及 GLP-1 受体激动剂均可引起低血糖，其他种类的降糖药单用时一般不会引起低血糖。而且降糖药物的用法是口服还是注射，如果使用错误也会导致低血糖。

除了降糖药以外的药物也会引起低血糖，因为糖尿病患者尤其是老年患者多会伴有其他的慢性病，服用的其他药物可能会增强降糖药的作用，如改善失眠的镇静药、治疗高血压或者冠心病的磺胺类药物、钙离子拮抗剂等。

还有因为大多数人有个观念，认为中药的不良反应比较小，但是目前药店里许多的中药降糖药并非都是纯中药制剂，里面可能掺有降血糖的西药，随意服用很可能导致严重的低血糖。

第二，有些糖尿病患者可能会合并其他的慢性病，严重的肝脏疾病和肾脏疾病可能会影响药物的正常排泄，导致药物在体内积聚，也可能会引起低血糖。

第三，葡萄糖的产生减少和消耗增加。从外部摄入的葡萄糖减少大多是因为没有正常的进食或者吃的过少，而大量饮酒可能会导致肝脏储存和利用糖原的能力受阻，不能对血糖起到很好的平衡作用。葡萄糖的消耗增加则是因为运动量的剧增。

第四，有其他的疾病，如胰腺肿瘤可能导致胰岛素的产生过多，或某些疾病可能导致葡萄糖的产生减少，这些疾病相对少见，但是如果长期容易发生低血糖，也要检查排除其他疾病。

3. 高渗性昏迷

高渗性昏迷又叫高渗性非酮症糖尿病昏迷，是急性糖尿病代谢紊乱的一种类型，临床表现以严重的高血糖、高血浆渗透压和脱水为特点，并且没有明显的酮症。如果在血液和尿液中酮体异常升高，则是糖尿病酮症酸中毒。这两种急症在 1 型糖尿病和 2 型糖尿病中均可发生，但是两者的分类界限往往是比较模糊的，高渗性也可出现不同程度的酮症和酸中毒。但是在临床上，渗透性高血糖状态较酮症酸中毒来说有更高的死亡率，渗透性高血糖状态的死亡率高达 15%。高渗性昏迷多发于老年患者，而且大部分患者在发病之前并没有糖尿病病史或者只有较为轻微的症状，这就使得高渗性昏迷很容易被忽视，如果没有考虑到这个疾病，在就诊过程中也很容易耽误治疗时间。所以虽然酮症酸中毒的发生更为常见，但是高渗性昏迷仍需要被重视。

血浆的渗透压主要取决于钠离子、氯离子和碳酸氢根离子，但是血糖、蛋白质及尿素的含量一定程度上也决定了渗透压的大小。人体中水分是从低渗透压处向高渗透压处转移的。就像生活中我们吃很咸的食物，吃完之后会觉得嘴唇发干，这就是因为食物中盐的含量过高，渗透压高于嘴唇表皮细胞，所以水分便从细胞内转移至细胞外，再转移至食物中，造成了嘴唇上皮细胞缺水，于是就产生了嘴唇干的感觉。但是因为血糖过高导致的血浆渗透压过高就会产生更严重的后果，除了皮肤干燥等缺水症状之外，当脑细胞缺水时则会发生不同程度的精神性症状，意识模糊甚至昏迷。

高渗性昏迷发生的原因主要有两个，即脱水和血糖升高。

脱水的发生主要是因为老年人的中枢神经的敏感度下降，所以对缺水的反应较为迟钝，不能及时补充水分。

血糖过高主要有几个原因。① 胰岛素剂量不足：因为多数发生高渗性昏迷的患者之前并没有意识到血糖升高或者只有轻微的症状，便会忽视胰岛素的治疗。② 摄入的糖分过高：比如食用大量的高糖食物和饮用含糖饮料，或者因为静脉输液时输入了大量的葡萄糖液体。如果有严重的感染和应激反应，比如脑血管意外、心肌梗死、消化道出血、外伤、中暑或精神紧张等刺激也会迅速产生胰高血糖素、儿茶酚胺等激素升高血糖、加重脱水的情况，最终导致高渗性昏迷的发生。

4. 安眠药中毒

一般小剂量的安眠药可以产生镇静作用，中剂量则可催眠，大剂量可能使人麻痹昏迷。γ-氨基丁酸（GABA）与神经细胞上的GABA受体结合后，可以产生抑制中枢神经的作用。苯二氮类药物是现在临床上常用的安眠药，当苯二氮与GABA受体结合后可使GABA与GABA受体的亲和力增强，加强GABA对中枢神经系统的抑制。但是因为苯二氮类药物的治疗剂量和中毒剂量相差很大，所以直接中毒致死的情况较少。

5. 酒精中毒

酒精中毒是指一次性饮用大量酒类，摄入的大量乙醇使神经中枢产生先兴奋后抑制的状态，严重的甚至会导致昏迷甚至休克。各种酒类所含的乙醇含量不同，啤酒为3%～5%，黄酒为12%～15%，葡萄酒为10%～25%，白酒、威士忌为40%～60%。一般成人的乙醇中

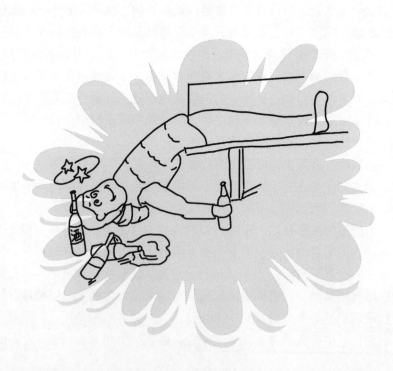

毒剂量为 70～80 克，致死剂量为 250～500 克，小孩对乙醇的耐受性更低。饮入的乙醇基本上由胃和肠道吸收，当空腹饮酒时，1 小时内可以吸收 60% 的乙醇，2 小时内可以吸收 90%，当胃内有食物存在时，可以延缓乙醇的吸收。乙醇被吸收入血后通过血液流动遍及全身，10% 以下可以由肺和肾脏排除，90% 在肝脏内分解代谢后最终形成水和二氧化碳排出体外。乙醇属于脂溶性物质，可以通过细胞膜进入细胞中。当血液中乙醇浓度较低时，乙醇进入脑神经细胞，可以抑制对脑神经活动有抑制作用的神经递质的传导，使大脑兴奋性提高。随着乙醇含量增加，乙醇会影响到小脑，导致共济失调，出现步履蹒跚的症状；作用于脑干时，则出现昏睡和昏迷；作用于延髓，可抑制呼吸中枢和运动中枢，产生休克和呼吸衰竭，这是酒精中毒最主要的死因。除了作用于脑部外，乙醇过量会导致肝内的代谢异常，导致体内乳酸和酮体累积过多，可产生代谢性酸中毒。并且会阻止肝内糖原的分解，导致血糖浓度过低，产生低血糖的表现。

6. 一氧化碳中毒

一氧化碳（CO）中毒就是人们平时所说的"煤气中毒"，是生活中最常见的中毒之一。一氧化碳是一种无色、无嗅、无味的气体，几乎不溶于水，但是易溶于氨水。含碳物质不完全燃烧时都可以产生一氧化碳，包括现在日常所使用的大部分燃烧物，如天然气、煤气、煤球、汽油等。一氧化碳中毒最常见的原因是冬天用煤炉取暖或者洗澡时发生煤气泄漏，多发生在北方农村地区。另外，如果在狭小的空间如室内、帐篷里使用燃气燃油的取暖器、发电机等引擎设备或者烧烤也可能会导致一氧化碳中毒。正常人血液中 HbCO 的含量很少，为 0.1%～0.4%，当血液中 HbCO 含量达到 10%～20% 则会出现轻度中毒。当吸入的空气中 CO 的含量为 0.1% 时，人体血液中 HbCO 的浓度可能会达到 50%，这时就会出现重度中毒，可能对中枢神经系统和心脏造成难以恢复的损伤。还有鲜为人知的一个原因就是抽烟，长期大量抽烟者，动脉血的 HbCO 可以高达 10%，这也会引起长期慢性缺氧。

当 CO 随空气一起被吸入肺时，与血液中红细胞的血红蛋白（Hb）结合形成 HbCO。CO 与血红蛋白的亲和力为氧气与血红蛋白亲和力的 300 多倍，并且 CO 与血红蛋白结合后再分离速度很慢，所以血液中 HbCO 的含量会逐渐累积。CO 和氧气同血红蛋白结合的位置相同，于是便形成了竞争，当 CO 与血红蛋白结合形成 HbCO 时，血红蛋白便失去了携带和运输氧气的能力。并且 HbCO 的存在还会使 HbO$_2$ 解离，阻止氧气的释放和传递。除了与血红蛋白结合，CO 还能与肌球蛋白和线粒体中的细胞色素 a3 结合，会对细胞的供能和组织的呼吸产生抑制作用。

所以，一氧化碳中毒主要引起组织器官的缺氧，而脑和心脏对缺氧极为敏感，因此也最容易受到损害。当脑缺氧时，脑小血管扩张，脑细胞内的钠离子无法转运而积蓄在细胞内，脑血管通透性升高造成脑水肿，导致患者出现头痛、呕吐和昏迷等神经性症状。

二、疾病的主要症状

1. 脑出血

（1）昏迷。脑出血大多是在活动中或者因为情绪激动突然发病，发病急骤，病情经常在几分钟或者几小时内发展到高峰，也可能在几分钟之内就陷入昏迷。发病前一般没有前驱症状，少数的患者可能会有头晕头痛、恶心呕吐等症状。

（2）头痛。脑出血经常最先出现的是头痛，可能是因为血液刺激或者颅内压升高所致。有时也可伴有头晕。

（3）恶心呕吐。也是早期症状之一，多是因为颅内压升高或者脑干受损所致。如果有呕吐咖啡色物质的症状，提示下丘脑受损。

2. 低血糖

低血糖有许多种表现，当低血糖的程度较轻时，多以交感神经兴奋的症状为主，可表现出饥饿感、头晕眼花、手抖心慌、面色苍白、出冷汗和虚弱乏力等症状。严重时则会出现大脑功能障碍，比如意识恍惚、认知障碍、出现异常行为、复视，甚至出现昏迷、抽搐惊厥并会导致死亡。老年人可能因为有基础疾病，低血糖时还可能诱发心律失常、心力衰竭、心绞痛、心肌梗死甚至猝死，容易被误认为是冠心病。同时，更加危险的是，发生于老年人的低血糖可能没有任何征兆，即"无症状性低血糖"，但是往往在不知不觉中就会陷入昏迷状态，非常危险。但是仅仅出现了饥饿感并不一定就是低血糖，有的人因为害怕出现低血糖，感觉到饥饿时就会吃东西，结果导致血糖过高。这其实是不正确的，低血糖要有其他上述症状才可以断定。所以比起高血糖，糖尿病患者更加应该关注低血糖。

3. 高渗性昏迷

（1）起病症状。高渗性昏迷的起病比较缓慢，通常在发病的几天或者几周前出现糖尿病的多饮、多尿、乏力、胃口差等症状并逐渐加重。这其实是血糖和血浆渗透压逐渐升高的表现。

（2）脱水。一般比较严重，会出现口渴烦躁、嘴唇干裂、皮肤干燥弹性差、眼窝下陷、尿少。脱水还会导致血液黏稠度升高、血容量不足，可表现出心跳加快、低血压、严重时会导致休克昏迷。

（3）昏迷。如果脱水情况持续加重，影响到脑细胞时便会出现不同程度的意识障碍，包括反应迟钝、表情淡漠、出现幻觉、语言不清，其中半数的患者会出现意识模糊，1/3的患者甚至会出现昏迷症状。

4. 安眠药中毒

苯二氮中毒的主要症状是嗜睡、眩晕、乏力、言语含糊不清、意识模糊和共济失调。因为苯二氮类安眠药对中枢神经抑制作用较轻，且安全剂量的范围较大，所以很少出现昏迷。如果出现较长时间的昏迷和呼吸抑制或者循环障碍，可能是同时服用了酒精或者其他的镇静催眠药，或者是本来就有心肺基础疾病的老年人。

5. 酒精中毒

（1）昏迷。患者昏迷前曾有大量饮酒，并且呼出的气体和呕吐物有强烈的酒精味。当血液中的乙醇浓度达到2.5克/升以上时，患者便会进入昏睡，出现面色苍白或者潮红、口唇轻度紫绀、体温下降和皮肤湿冷。当血液中的乙醇浓度大于4.0克/升时，患者便会陷入昏迷或者休克状态，心率加快，血压下降，呼吸缓慢而不规则，且伴有鼾声，最后可发生呼吸衰竭直至死亡。

（2）呼吸道阻塞。很多醉酒昏睡或昏迷的患者，在胃中往往有大量食物，频繁的呕吐容易导致内容物吸入气道，引起吸入性肺炎，严重者会阻塞气道造成窒息危及生命。

（3）外伤。患者在意识障碍或者昏迷时身体控制能力差，需注意全身有无外伤痕迹，警惕颅脑外伤、内脏破裂或者骨折的情况。

（4）上消化道出血。大量饮酒会对胃黏膜造成损伤，使胃黏膜水肿、糜烂，极容易导致消化道出血。

（5）血糖异常。因为乙醇的大量摄入，造成乳酸和酮症增多、肝糖原分解障碍，可导致血糖急剧升高或者降低，出现低血糖、糖尿病酮症酸中毒、糖尿病高渗性昏迷等情况。

6.一氧化碳中毒

轻度中毒。血液中的 HbCO 浓度为 10%～20%。患者可出现不同程度的头晕头痛、恶心呕吐、心悸、四肢乏力、失眠、耳鸣、视物模糊等症状，有时甚至会出现短暂的晕厥。原本有冠心病或者心律失常的患者可能因为缺氧诱发症状加重。但是在脱离中毒环境、吸入新鲜空气或者氧疗后，这些症状会很快缓解。

中度中毒。血液中的 HbCO 浓度为 30%～40%。除了轻度中毒症状的加重，患者面色、口唇黏膜、指甲会呈现出樱桃红色、胸闷气短、呼吸困难、心跳加快、出汗多、烦躁、昏睡、晕厥甚至昏迷。如果能够及时抢救，脱离中毒环境并且氧疗后也可恢复正常，并且没有明显的并发症。

重度中毒。血液中的 HbCO 浓度高于 40%。患者会迅速昏迷，呼吸减弱，各种生理正常反射消失，大小便失禁，四肢厥冷。当空气中 CO 浓度过高，患者可在深呼吸几次后便出现昏迷、呼吸困难等症状。重度中毒常伴有并发症，如心肌损害、吸入性肺炎和肺水肿。

三、紧急处理

1.脑出血

（1）脑出血是急症，发现昏迷应该立即拨打 120，不能在家观察。

（2）对昏迷的患者应采取平躺，使头偏向一侧，清理口腔中的呕吐物或假牙等异物，防止误吸。

（3）尽量减少搬动，防止出血加重。同时可以用冰袋敷在头部、颈部，降低温度减少脑部的氧气消耗和水肿出血。

2. 低血糖

（1）对于低血糖症状较轻或者意识清楚的患者，首先应该给予进食糖类，最好是单糖，如糖果、果汁、蜂蜜，单糖能够很快被肠道吸收入血。馒头饼干中含有的淀粉属于多糖，人体吸收较慢。尤其是对于服用 α-糖苷酶抑制剂（如阿卡波糖片）的患者，此类药物会延缓人体对大分子碳水化合物（其中包括多糖）的吸收，不能快速地升高血糖。富含脂肪和蛋白质的食物也不是首选，因为蛋白质和脂肪会延缓人体对糖的吸收。

（2）对于昏迷或者无法口服糖类食物的患者，须拨打120送往医院，通过输液补充血糖。因为给予无意识患者食物或饮料的时候，很容易发生误吸导致食物进入气道继发感染。

3. 高渗性昏迷

（1）渗透性高血糖状态持续时间越长，发生昏迷的概率越高，时间也会更长，死亡率也越高。所以当周围有人昏迷晕倒，并且有严重的脱水症状时，应及时拨打120送去医院抢救。

（2）若患者并非完全昏迷还有意识时，可以快速给予纯净水补充水分。

（3）若天气较热，转移患者至阴凉处，并且用水淋身，降低体表温度，减少因出汗导致的水分蒸发。

（4）若随身携带有简易的血糖仪，应测手指血糖。若血糖偏高，可予以口服降糖药或者皮下注射胰岛素降血糖。

（5）详细记录患者的进食量、饮水量、呕吐量、尿量并且告诉急救人员，这样更有利于医生的进一步诊治。

4. 安眠药中毒

（1）若患者服用过量安眠药不久且尚有意识时，可以饮用大量温开水，并且刺激喉咙催吐。

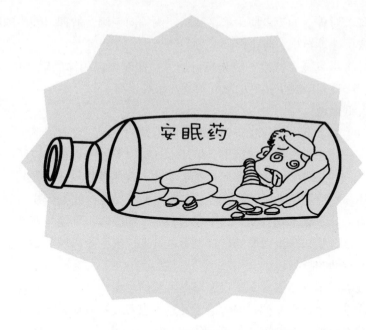

（2）发现患者昏迷应及时拨打120，并且积极寻找周围是否有药瓶或者告知抢救人员患者是否有精神病史，能够帮助医务人员尽早明确诊断并进行对应的抢救措施。

（3）口服药物中毒应立刻催吐洗胃，即使服药超过6小时也应立刻洗胃，在实际的抢救中发现，有时服药时间超过24小时的患者经洗胃后仍然发现有残留的药片。

5.酒精中毒

（1）对于因酒精中毒程度较重，出现昏迷、呼吸缓慢不规则、四肢湿冷、口唇紫绀的患者，应迅速拨打120抢救。改变患者的体位，使头部歪向一侧，清除口腔中的呕吐物和假牙，防止误吸窒息。若患者清醒无呕吐，也可以用手指刺激喉咙，使患者呕吐出胃中的部分酒精，从而减轻中毒症状。如果发生心跳呼吸停止，应立即施行心肺复苏。因为乙醇在2小时内便会被人体大部分吸收，所以用水灌胃并不会减轻中毒症状。

（2）对于中毒症状较轻的患者，无需治疗，但是也要防止呕吐物的误吸，注意保暖，防止酒后情绪失控打人和误服药物或毒物引起的复合中毒。咖啡、冷水淋、解酒茶都无效，可以用葛花或者白萝卜煎水服用，可加快醒酒。但是若出现神志改变，昏迷、抽搐、瞳孔散大、大小便失禁等情况时应及时拨打120急救。

6. 一氧化碳中毒

（1）如果发生一氧化碳中毒，首先应该在保证自己人身安全的情况下迅速将中毒患者转移至通风良好的环境下，解开衣领，清除患者口中的呕吐物和假牙等异物，保持呼吸道通畅。并且在此过程中应保暖，避免寒冷加重身体的缺氧。

（2）若中毒程度较重，需要吸纯氧和高压氧舱治疗，所以应在患者脱离危险环境后第一时间拨打120送至医院抢救。

（3）对于昏迷患者，可以用钝物强刺激人中、指尖和涌泉等。对心跳呼吸停止者，应该立即施行心肺复苏。

（4）大量实践证明，即使是中毒程度较重的患者，积极接受治疗并且遵循医嘱，大多预后良好。

四、小贴士

1. 当发现昏迷患者时，首先应该确保自身和患者周围环境的安全，第一时间使昏迷患者脱离危险源，安置在安全的环境中，如脱离一氧化碳环境和高温环境等。

2. 在拨打120时应该尽量详细地描述身处的环境以及身边可能对确定昏迷原因有帮助的物品，如酒瓶、安眠药瓶、环境中有一氧化碳等，并且听从急救人员的指导，检查患者的生命体征和昏迷情况，采取相应的措施。

3. 在急救人员到来前，对于所有原因导致昏迷的患者最重要的就是保证呼吸道通畅，防止呼吸道发生窒息，一旦发现呼吸困难，及时应用球囊加压呼吸器。

昏迷患者应该在保证温暖的情况下平躺，解开其衣领，头偏向一侧，取出口中的分泌物、假牙等异物。若昏迷时发出强烈的鼾声，说明舌根后坠堵塞气道，可用纱布或者干净的布将舌头稍稍拉出，防止舌头后缩堵塞气道。

4. 如患者发生抽搐，要用毛巾、布等软物放在其上下齿之间，防止咬伤舌头。

5. 防护要点：① 对于脑出血来说应该戒烟戒酒，清淡饮食，有充足的睡眠与合理的运动，积极控制高血压，在冬天注意保暖，切忌用力过猛，腹内压升高，使小血管破裂；② 老年人应该按时服药并记录，防止老年人因记忆力减退而多服药造成中毒；③ 空腹饮酒会使酒精吸收得更快，并引发低血糖，所以切勿空腹饮酒；④ 糖尿病患者易诱发低血糖，所以应随身携带一些糖果。⑤ 应定期检查燃气设施，冬天在室内尤其应该注意定时开窗通风。

（上海中医药大学附属曙光医院　熊旭东）

第 2 章

窒 息

　　生活中，您是否听说过这样的事例，某幼儿玩耍中误食玩具，突然面色青紫，不能呼吸，送至医院后已经死亡；久病瘫痪老人，喂饭时不慎噎住；年轻壮汉醉酒后，大量呕吐，突然呼吸停止……这样的事例时有发生。如果遇见这样的事，那么该如何应对？本章就来介绍窒息的急救。

　　窒息，是指人体呼吸过程中由于多种原因造成气道受阻或异常，使气体出入呼吸道发生严重障碍，不能进行正常呼吸，产生全身各器官组织缺氧和二氧化碳潴留而引起组织代谢障碍、功能紊乱和形态结构损伤的病理状态。气道完全阻塞造成不能呼吸只要几分钟，心跳就会停止。人体器官和组织，尤其是大脑，会因为缺氧而导致广泛损伤、坏死。脑细胞一旦中断氧气供给，数分钟就会引起不可逆变化，严重时遗留记忆丧失、痴呆，以致造成植物人，甚至死亡。如果及时抢救，可以恢复呼吸心跳。简单来说，窒息就是各种原因引起的气道阻塞，不能正常呼吸。可以想象，一旦发生呼吸停止，心跳也会很快停止，随后大脑也会停止工作。

　　每年都有很多患者因窒息死亡，而这当中以儿童（特别是婴幼儿）及老年人居多，我国每年有超过 2 500 名的 0～4 岁的幼儿因意外窒息而夭折，而更多的幼儿因此而终身残疾。窒息严重威胁患者的生命，并直接关系患者的预后。

一、常见疾病及病因

　　临床常见窒息主要有三种类型。

1. 机械性窒息

因机械作用引起气道阻塞呼吸障碍。比如，各种异物或胃内容物反流误吸进入气道，阻塞咽喉或气管、支气管，最常见的有食物及痰液吸入气道。上文所说的幼儿吞食玩具、老人吞咽障碍导致食物进入气道、醉汉误吸呕吐物等都属于这个范畴。机械性窒息也可以是急性喉炎或过敏引起的喉头水肿造成气道阻塞，也可以是颈部外伤、肿瘤、手术压迫喉及气管，或是自杀他杀，缢、绞、扼颈项部，物品阻塞呼吸道等。其中异物吸入是最常见的窒息原因，也是本章节主要探讨的内容。

2. 中毒性窒息

毒物作用使血红蛋白变性或功能障碍，或细胞内氧化酶功能降低、消失，或改变细胞膜的通透性，引起红细胞对氧的运输能力降低及组织细胞对氧的摄取和利用障碍，使呼吸肌、呼吸中枢功能发生障碍而产生的窒息。常见于火灾现场中浓烟包围，不能及时突围导致一氧化碳中毒，以及氰化物中毒等。

3. 病理性窒息

溺水和肺炎引起通气功能障碍；密闭空间中，空气中氧气含量减少；脑循环障碍引起的中枢性呼吸停止；新生儿窒息。其症状主要表现为二氧化碳或其他酸性代谢产物蓄积引起刺激症状和缺氧引起中枢神经麻痹交织在一起。

生活中最常见的是食物或异物吸入性窒息、痰液窒息、喉头水肿以及溺水。下面我们就来介绍这些情况下的窒息表现以及救治方法、防范措施。

二、疾病的主要症状

1. 食物或异物吸入性窒息的临床表现

食物或异物吸入引起的机械性窒息多发生于幼儿及老年人，也常见于醉酒昏迷者。食管与气管毗邻，一般正常情况下进食是不会进入

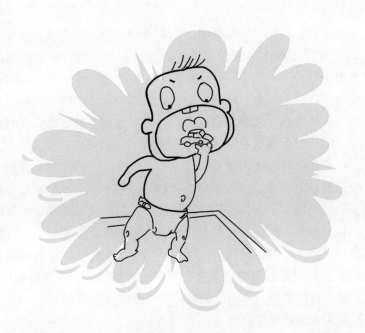

气管，那是因为在咽喉部有精确的植物神经调节——进食反射功能。进食时自动封闭气管、开放食管，食物通过咽喉部可以自然进入食管。

婴幼儿吞咽功能尚未完全发育成熟，咀嚼功能差，未完全咀嚼的食物碎块易误吸入气道，而造成呼吸道阻塞引起窒息。尤其是进食习惯不好，如进食时嬉戏、哭闹、躺着进食等。再者，婴幼儿年幼无知而好奇心较强，什么东西都喜欢往口中放，通过口腔探索世界。3岁孩子的食管直径大约有1.5厘米，而食管最窄处仅1厘米左右，如果超过这个大小的物体被孩子塞入口中或鼻中后都极易引发吸入性窒息。

老年人咀嚼功能差，吞咽时力道不够，咽喉部黏膜萎缩，吞咽反射差，会厌未关闭，食物就会误入气管，堵住气管或支气管。

醉酒后，患者胃中存有大量胃内容物，由于酒精的麻痹作用，患者神志不清，呕吐后呕吐物不能及时清理，堵塞鼻腔及口腔，也会造成呼吸障碍，甚至窒息。

食物或异物所致的吸入性窒息一般骤然发生，多发生于进食过程中，或儿童玩耍中。一旦发生呼吸道异物梗阻，可以从患者表情、咳嗽、呼吸声音、面色、胸部呼吸运动和全身反应等方面表现出来。异物进入气道后患者往往表现为异常痛苦，不能说话。多有剧烈的呛咳、典型的喘鸣音、"三凹征"明显。阻塞严重气体交换不足时，呼吸极度困难、明显气急、咳嗽无力，或有鸡鸣、犬吠样喘鸣音。口唇和面色青紫或苍白。烦躁不安、意识丧失、昏迷、抽搐等。此时，患者可能会用一只手或双手抓住自己的喉咙。

2. 痰液窒息的临床表现

痰液窒息往往发生于老年人。随着年龄的增长，老年人的呼吸功能减退，免疫力下降，往往伴有痰液增多的症状，尤其是那些患有感冒、肺部感染、慢性支气管炎、心力衰竭和长期卧床的老人。当痰液黏稠难以咯出，甚至形成痰痂吸附于呼吸道黏膜上，就容易堵塞气道，发生窒息。当家中的老人并发呼吸道感染症状，发生呼吸困难、面色青紫、口唇紫绀、不能说话时，首要考虑痰液窒息。

3. 喉头水肿的临床表现

喉头水肿为喉部松弛处的黏膜下有组织液浸润。它可以是由急性喉炎、急性会厌炎、喉部脓肿等咽部或颈部的急性化脓性感染性疾病所致，也可以是心、肝、肾、甲状腺功能低下等全身疾病引起，还可以是因为使用青霉素等各类药物或食用鱼、虾、蟹等食物过敏引起，发病极其凶险。表现为进行性的声嘶、喉痛、喉部喘鸣和呼吸困难，并可伴面部、唇部、口咽部肿胀，发热恶寒等。

4. 溺水的临床表现

溺水是人淹没于水中，大量水进入气道及肺部，堵塞呼吸道和肺泡，影响气体交换。所以溺水者一般表现为烦躁不安或昏迷，呼吸微弱，面部肿胀、青紫，口腔、鼻腔、支气管内充满血性泡沫，四肢湿冷。

5. 并发症与后遗症

窒息后并发症主要表现在脑、心、肺、肝、肾等全身多脏器的受损。其中，缺氧缺血性脑病是主要后遗症。由于窒息缺氧时血脑屏障受累，血浆蛋白和水分经血管外渗引起脑水肿，肿胀的细胞压迫脑血管，使血流量减少，造成组织缺血加重缺氧，最终导致脑组织神经元坏死。患者表现为嗜睡、昏迷、抽搐、癫痫样发作、眼球凝视、肌张力增强等。由于缺氧影响心脏供血和心肌传导，可以出现 T 波变平或倒置、心律不齐、各种心律失常、房早、室早、房室传导阻滞。酸中毒时心肌收缩力减弱而输出量减少，血压下降，进一步影响冠状动脉供血，最终出现心力衰竭。异物吸入、食物或痰液反流往往容易继发吸入性肺炎，表现为高热、咳嗽、痰多，甚至可能出现呼吸困难、紫绀等急性呼吸衰竭的表现。

三、紧急处理

1. 食物或异物吸入性窒息的急救

食物或异物导致的吸入性窒息骤然发生，严重威胁生命，往往数秒钟就可以夺走生命，抢救要争分夺秒，千万不要等待转院，要因地制宜施救。一旦发现有异物进入呼吸道，出现呼吸困难，采取徒手急救法是提高抢救成功率、减少次生损害、改善预后的关键环节。同时应立即拨打 120，请医生速来抢救或送医院救治。

（1）立即用手清除口咽部异物，如果有吸引条件，立即用吸引器吸引。将昏迷患者下颌上抬或压额抬后颈部，使头部伸直后仰，解除舌根后坠，保持呼吸道通畅。

（2）患者为不完全性呼吸道阻塞，尚能发声、咳嗽时，可以轻叩其背部，刺激其咳嗽，促进异物排出。

（3）神志清醒患者可自救，采用上腹部倾压椅背法，患者将上腹部倾压于椅背、桌角等硬物上，迅速向前倾压，造成人工咳嗽。也可采用一手腹部握拳冲击法：患者一手握拳置于上腹部，相当于脐上远离剑突处，另一手紧握该拳用力向内、向上 4~6 次冲击。

（4）若患者不能咳嗽，此时应立即采用"海姆立克急救法"帮助患者咳出异物。其具体操作方法可参见"海姆立克急救法"一章。

（5）对于神志昏迷患者，可采用平卧位，施救者面对患者，骑跨于患者髋部，一手置于另一手上，将下面一手的掌跟放在胸廓下脐上的腹部，用身体重量，快速冲击患者腹部，直至异物排出。

（6）抢救时应给予高流量吸氧。

（7）如若上呼吸道梗阻无法解除，患者呼吸困难明显时，如果有经培训的急救人员时应当机立断进行环甲膜穿刺，建立紧急人工气道，以迅速解除呼吸困难，但需注意进针深度和方向。

（8）对于心跳停止患者应立即采取心肺复苏。

（9）尽快转入附近医院，急行气管插管手术或切开后机械通气，以彻底改善机体缺氧状况，提高抢救成功率。

2. 痰液窒息的急救

造成痰液窒息的原因一般为黏痰，如果患者意识清楚，腹部握拳冲击法往往效果有限，拍背法更有效。将患者侧卧，取头低脚高位，取出假牙，清理口腔分泌物，施救者手握空拳，由下而上轻拍背部，鼓励患者咳嗽咳痰，有利于痰液引流。如果无力咳出痰液，有条件者可使用吸引器吸出痰液。如果患者意识丧失，使患者头部后仰并抬起下颌，开放气道，并行心肺复苏。

3. 喉头水肿的急救

发生急性喉头水肿时，病情变化迅速，可以在 0.5～3 小时病情突然恶化，引起致死性的气道梗阻。一旦怀疑喉头水肿，应立即呼叫 120 送往医院。家庭有条件的应给予高流量吸氧，保持镇静，尽量减少说话，使声带得以休息。家庭有雾化吸入装置的可以行雾化治疗。急救人员到场时，立即予肾上腺素皮下注射，激素静脉注射。如果患者出现进行性喘鸣，面部口唇紫绀，颈部肿胀，应立即予气管插管或环甲膜穿刺，打开气道，解除呼吸道梗阻。有时患者喉部水肿明显，这种情况下可能气管插管或环甲膜穿刺都难以进行，应立即予气管切开。

4. 抢救后的观察护理

窒息经抢救后心跳呼吸恢复，此时应密切观察患者神志、紫绀改善情况、口唇皮肤黏膜颜色、体温、呼吸、心律、血压、尿量等生命体征和病情变化。持续给予吸氧，保持氧供。对于气管插管或切开患者及时吸痰，保持气道通畅。必要时留置胃管，防止食物反流误吸，并注意胃管位置、深度，防止滑脱。

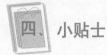

四、小贴士

　　窒息严重威胁生命，后遗症往往严重而不可逆转。因此，做好预防措施，尽量避免发生窒息是关键。

　　1. 对于儿童，尤其是婴幼儿要注意看护，做好教育工作，避免幼儿将玩具误入口中。进食应选用小块、容易消化的食物，避免食用容易引起误吸的食物，如大勺花生酱、小个头水果、坚果、果冻、大块黏性食物、多刺的鱼等。教育幼儿进食时集中注意力，细嚼慢咽，尽量不要逗笑、责骂、哭泣。

　　2. 对于老年人，尤其是脑血管意外后吞咽功能障碍患者，容易发生呛咳误吸。应选择合适的食物，以半流质为宜，如粥、面糊、蛋羹、菜泥等，避免容易呛咳的汤水及容易引起吞咽困难的干食，避免进食

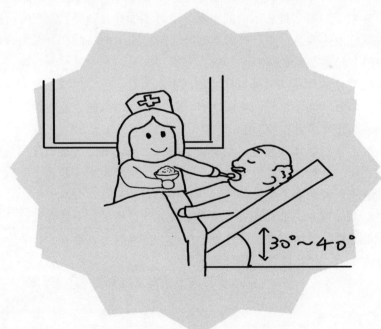

黏性较大的汤圆、年糕、青团等食物，水分的摄入可以混在半流质的食物中给予。注意食物的口味及温度，以增进食欲，促进吞咽反射。

采取科学舒适的进食体位，一般采取坐位或半卧位，卧床患者床头抬高30°～40°有利于吞咽。进食后保持坐位或半卧位30分钟以上。

对陪护人员进行预防误吸的知识宣教，使患者在安静的情况下进食，进食时不要说话，喂食宜小心谨慎，缓慢进食，细嚼慢咽，咽下一口，再吃一口，不能操之过急。

昏迷、吞咽极度困难、不能保证营养摄入的患者，尽早行鼻胃管置入，减少误吸及食物反流。

3. 对于服用抗精神病药物出现吞咽功能不良的患者，应有专人看护，严密观察进食情况，及时发现问题采取必要措施。

4. 对于咳嗽、多痰、喘息的患者，平时应鼓励患者咳嗽咳痰，做一定的呼吸功能锻炼，以增强保护性生理反射恢复。咳嗽乏力、痰液黏稠患者可行雾化吸入，翻身拍背促进痰液排出。进食前充分排痰。

5. 对于醉酒后神志不清的患者，千万不能让其独睡，睡眠时可能因为呕吐发生窒息，一旦患者有呕吐，应将头偏向一侧，及时清理口腔中的分泌物及呕吐物。

6. 对于近期有咽喉部炎症、颈部手术患者，应尽量减少发声，使声带得以充分的休息，同时多饮水，保持咽喉部湿润，及时治疗原发疾病，防止病情进一步加重。

7. 对于过敏体质患者，平时应了解自己的过敏原，避免食用易致敏的食物、药物，一旦发生过敏，及时前往医院做相应处理，以减少急性喉头水肿的发生。

8. 预防溺水。前往正规有急救条件的泳池游泳，不要在河道、湖泊等处游泳，游泳前做好肢体放松准备，游泳时不宜嬉戏、打斗，若有身体不适，停止游泳，及时上岸。

（上海中医药大学附属曙光医院　谢　芳）

第 ③ 章

抽　搐

　　抽搐，从广义上来说，指的是由各种原因引起的人体某一部分或全身性的肌肉突然发生强直性、不受控制的收缩，包括通常所称的"抽痉""羊癫风""惊风"等。而本章所要讨论的抽搐也可以称作"惊厥"，特指以全身性发作为主或范围较大的局部性肌肉强直性收缩，这是一类由各种致病因素引起，发生具有突然性、不受控制且同时伴有意识障碍的急性症状，单次发作持续时间一般数秒、数十秒到数分钟不等，有的在短时间内可多次发作。这类抽搐往往说明存在较严重的疾患，如果救治或处置不当可能对脑功能产生较大损伤，或直接危及生命，或产生严重并发症。

　　有些疾病症状与抽搐容易相互混淆。如晕厥，虽然也是突然发生、短暂出现意识丧失，但患者不会出现肌肉的强直性收缩；此外，还有一些症状也是以身体各部位出现不受控制的运动为特点，如帕金森病或帕金森综合征的震颤（身体单个或多个部位出现肌肉的小幅度颤动）、手足舞蹈症（肢体出现较快、幅度较大、无固定动作的运动）及肝性脑病时肢体类似扑动翅膀样的动作，均不属于抽搐的范畴。

一、常见疾病及病因

　　正常情况下，人体骨骼肌的运动受控于脑细胞协同发出的"指令"（神经电信号），并通过"信号通路"（神经纤维）传输给相应的肌肉组织。当一部分脑细胞发生损伤而发出大量错误"指令"或由于部分神经纤维功能异常导致"指令"的传递出现偏差时，人体各部位的肌肉就会发生急剧的收缩（强直性痉挛），同时人的意识活动受限（意识不清），而当错误的"指令"发送完毕后，肌肉的异常收缩运动也相应停止，这就是抽搐发生的大致病理过程。那么，造成脑细胞或神经损伤而发出错误"指令"的原因是什么呢？主要是两类：一是病灶位于脑部，即中枢性病因；二是由于身体其他部位的疾病影响了脑细胞的正常功能，即外周性病因。临床上以抽搐为特征性表现的疾患主要有癫痫（全身性发作和伴有意识障碍的部分性发作）、严重心律失常（阿-斯综合征）和热性惊厥等，分述如下。

1. 癫痫

正如上文所述，其直接原因是一部分脑细胞突然发出错误电信号所致。在我国癫痫的发病率为 4%～6%。除了初次发病外，很多复发的癫痫往往与不恰当的治疗、药物减量或停用有关。某些类型的癫痫发作则与较特定的诱因有关。根据病因是否明确，可将癫痫大致分为两类，即原发性癫痫和继发性癫痫。

（1）原发性癫痫。又称特发性癫痫，主要指利用各种诊断和检查手段无法确定病因或病灶位置的一类癫痫。这其中有一部分可能与遗

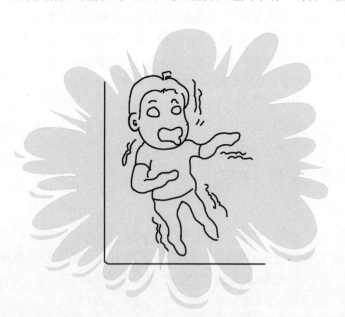

传因素有关，还有一部分可能与后天的致病因素所造成的基因突变或其他分子水平的异常变化有关，但目前尚无有效的手段加以明确，有些学者认为应将这一部分称为隐匿源性癫痫。原发性癫痫初次发病年龄多在婴幼儿至青少年时期。

（2）继发性癫痫。这类癫痫能够明确是由于某些疾病或致病因素造成，以脑部疾病引起的比较多见，也有一部分是其他系统性疾病引起。可引起癫痫的常见病因有：先天性脑部畸形、颅脑外伤（包括分娩时婴儿所受产伤）、脑炎等中枢神经系统感染（细菌、病毒、真菌、寄生虫等均可引起）、脑血管病变（包括脑梗死、脑出血、颅内动脉或静脉畸形等）、颅内肿瘤、阿尔茨海默病（AD）、中毒（包括一氧化碳、酒精、重金属等）、一些慢性成瘾者的严重戒断反应（酒精、毒品）、子痫等。继发性癫痫初次发病年龄的分布特点因具体病因不同而差异较大。

2. 严重心律失常（阿-斯综合征）

心脏是驱动人体全身血液循环的"发动机"，一些严重病理状态如心肌梗死、重症心肌炎、电解质紊乱、甲亢危象、中毒及心脏本身电活动传导异常（预激综合征、传导阻滞）等均可能造成严重的恶性心律失常，这些心律失常通常是指室性心动过速（室速）、心室纤颤（室颤）、严重Ⅲ度房室传导阻滞甚至心脏停搏。在这些严重心律失常发生时，心脏这台"发动机"无法进行有效的工作（心搏出量急剧减少），全身的血液循环障碍，各个器官都发生缺血缺氧，而脑细胞对于缺血缺氧的耐受能力最弱，在数秒内就会发生损伤而发出错误的"指令"，造成人的意识丧失和全身性抽搐，这种情况就是阿-斯（Adams-Stokes）综合征，也是发生心源性猝死（心跳呼吸骤停）时最早的征候。当上述这类心律失常的发生是短暂性的、有效的心脏搏动能较快恢复时，相应的脑缺血也是一过性的，则患者可能仅仅发生短暂的意识丧失，称为心源性晕厥。

3. 热性惊厥

热性惊厥，顾名思义是各种致病因素（包括感染性疾病和非感染性疾病）造成体温骤然升高所诱发。这一急症主要发生于低龄未成年人，据不完全统计有 4%～8% 的受调查者在幼儿期曾出现过至少 1 次热性惊厥，尤其是从约 6 个月到 3 岁前后是发生的高峰期，这可能与此时期人体神经系统在发育中功能尚未完善、具有较高敏感性有关。至于从新生儿时期到 5 月龄的婴儿发生热性惊厥概率较低的原因没有定论，有些学者认为或许与新生儿和婴儿的大脑在生长发育初期的神经活动类型以抑制性占主导有关。

疾病的主要症状

1. 癫痫

（1）主要临床特点

由于病灶的范围和影响的部位不同，癫痫的临床表现多样、程度不一，有些局部性的发作甚至只出现短暂的感觉障碍。而癫痫发病时以较严重的抽搐为突出表现的临床类型主要是全身性发作和伴有意识障碍的复杂部分性发作，也是临床发生率最高的两个类型（总计约在 70% 以上）。复杂部分性发作也常会发展成全身性发作。

1）全身强直—阵挛性发作　患者突发意识丧失并且全身肌肉不自主地强直性收缩（痉挛），整个发作过程一般经过 3 个阶段，即先兆期、抽搐期和痉挛后期。如果较短时期内这种全身性发作反复发生，持续时间超过 30 分钟，就是癫痫持续状态，是癫痫最危重的类型。患者意识无法转为清醒，昏迷程度逐渐加深，而且发作的间隔越来越短，如果不采取有效措施则会并发脑、呼吸、循环功能衰竭而死亡。

a. 先兆期　一般只出现于继发性癫痫患者，往往与引起癫痫的病灶有关，也就是在癫痫发作前出现的一些预兆性信号，主要有感觉性异常、运动性异常和精神性异常。感觉性先兆异常如腹部气上冲感、心慌、头晕、闻到异常气味或眼前有闪光感等；运动性先兆异常多见头、眼或口角向一侧转动或抽动等；精神性先兆异常则可出现失忆或恍惚、惶恐感，有些患者形容"突然大脑一片空白""一下子不知道自己在什么地方"或"正在做什么"或"莫名其妙地紧张和害怕"等。先兆阶段虽然很短暂，但对于有过发作经历的癫痫复发患者或家属/护理者还是可以起到一定提示性作用；而患者在就诊时向医生提供先兆症状的描述更有助于区分病因或判断可能的病灶位置。

b. 抽搐期 患者突然意识丧失，全身肌肉的抽搐过程是肌肉持续收缩不放松（约20秒）→肌肉震颤（从手指和足趾开始范围逐渐扩大、幅度先细微后粗大）→肌肉痉挛和松弛交替（即阵挛，松弛时间逐渐延长）→抽搐停止。具体表现：患者在神志不清的状态下发出尖叫声，由于全身肌肉强直收缩，颈部和上半身姿态在肌肉牵引下先向腹部屈曲，随即由于人体背面肌肉收缩力量更大，颈部和上半身又很快向背面弯伸、肩部向背部内侧收拢（姿态呈"背向反张"）；同时，肘关节和腕关节向内屈曲，手指和手掌弯曲如握空心拳，而下肢伸直，足背绷直，足趾向足底屈曲，两足底相对（足内翻，很像芭蕾舞女演员的脚部动作）；患者两眼向上方凝视，牙关紧咬可能损伤舌和下唇；胸部肌肉由于持续收缩使胸廓无法正常起伏而使呼吸暂停，短暂缺氧使患者原本苍白或涨红的面色变得青紫。这一全身肌肉持续强直收缩的状态大约持续20秒。接着是短暂的肌肉震颤过渡期，由手指和足趾开始的肌肉震颤范围扩大、幅度由小变大。随即，肌肉的震颤转为阵发性痉挛，痉挛性收缩和松弛交替，松弛的时间逐渐延长直至肌肉痉挛完全停止，这样的肌肉阵挛大约持续不超过3分钟。全身各部位肌肉都发生痉挛—松弛的交替，胸廓因而剧烈活动，空气反复快速在口腔内进出从而使唾液等分泌物呈现泡沫样（白沫）。

c. 痉挛后期 此时患者全身肌肉松弛，括约肌也处于松弛状态而可能出现二便失禁，而患者的意识需要经过数分钟到数小时不等的过程逐渐转为清醒。在全身肌肉痉挛停止转为完全松弛的同时，面部肌肉和口部的咬合肌肉可能再次发生短暂的强直痉挛，因而舌和下唇可能再次损伤。患者在意识恢复清醒后往往无法记起发作过程，但可能会记得发作前的先兆症状。此时患者常常会感觉头部昏沉、疲倦乏力、肌肉关节酸痛，甚至少数患者在一段时间内会有精神障碍。

2）复杂部分性发作 临床表现比较多样，但主要特征是肌肉的强直性收缩可能局限于某一部分，除了意识障碍外有时精神症状也比较明显。这一类的癫痫又以婴幼儿和青少年多见。

（2）鉴别

1）全身性强直—阵挛发作与癔病性抽搐相鉴别　癫痫的全身性阵挛是突发性的、在意识丧失的情况下发生，肌肉的强直性收缩和痉挛是不受主观意识控制的，因而无法自我保护而常发生次生损伤，同时伴有口中尖叫和吐白沫。癔病性抽搐的发生常有情绪性诱因，发生时多有旁人在场，同时意识清醒、动作可以自控手足挥动和踢动，而且有自我保护意识，会尽量避免发生跌伤、撞伤的损害，情绪激动、不停言语或呼吸过快过深时会出现全身颤抖及手指僵直并拢。

2）癫痫全身性发作与破伤风相鉴别　破伤风有明确的皮肤、软组织破损性外伤史，伤口多接触铁锈、土壤或尘垢，且伤口多小而深且未经及时清创处理、由破伤风杆菌感染引起。破伤风发作时虽然也是全身肌肉强直性痉挛，但患者意识始终清醒，肌肉强直痉挛的具体表现也与癫痫不同，并非各个部位同时发生，而是先从头面部的小肌肉群开始，逐步扩展至躯干和四肢，并且表现为向背侧弯伸的"角弓反张"。破伤风发作肌肉强直痉挛往往有外界声、光等刺激性诱因，肌肉在痉挛间歇时仍然会处于紧张僵直的状态，不会完全松弛。

3）癫痫复杂部分性发作与热痉挛相鉴别　热痉挛是中暑的一个类型，在环境温度达到35℃以上、湿度超过60%时人体容易中暑。当人体对高温环境做出反应而大量出汗时，如果补水多于补盐则可能出现热痉挛，表现为小腿腓肠肌或腹直肌发生阵发性痉挛。与癫痫复杂部分性发作不同的是患者意识清醒、痉挛持续时间很短、部位是对称性而不是单侧性。

2.严重心律失常

（1）主要临床特点

由于引起严重心律失常的原因很多，所以发病时的自觉症状或前驱表现也是多样的，比较常见的如乏力、心慌、胸闷、胸痛、气促、大汗淋漓或伴有眼前发黑（黑矇）、视物不清、头晕等症状，也有部分患者并无明显的先兆症状。这类抽搐发作时往往突然出现意识模糊或完全丧失，几秒钟内即出现全身性肌肉痉挛性收缩，但持续时间很短，仅仅几秒，随即可出现呼吸微弱或呈现叹息、抽泣般的呼吸，甚至呼吸完全停止，这时往往大动脉搏动消失，触摸患者颈动脉或桡动脉等处无法触及搏动。因此，发生心源性抽搐往往是心跳呼吸骤停的前驱表现。如果心律失常是一过性、能够较快恢复，心脏搏出量的影响时间就较短，因而脑缺血缺氧的程度较轻，患者往往只出现一过性晕厥而不发生抽搐。

（2）严重心律失常引起的心源性抽搐与癫痫全身性发作的鉴别。相比于癫痫，心源性抽搐持续时间更短，也不会出现癫痫那样肌肉痉挛和松弛的反复交替。虽然癫痫全身性发作时由于胸廓的短暂屏息而使呼吸暂停、面色和口唇青紫，但往往可自行恢复，抽搐停止后大动脉搏动可以触及，意识可逐渐恢复清醒。

3. 热性惊厥

（1）根据患儿的发病年龄、症状持续时间及伴随症状的严重程度等特点，可将热性惊厥分为单纯性和复杂性两类。

1）单纯性热性惊厥　首次发病年龄多为 6 个月至 3 岁，体温一般超过 38℃，多在体温骤然升高时发生，一般从体温升高到出现症状不超过 24 小时。发作时出现全身性肌肉强直性痉挛伴有意识不清醒，持续时间较短，多数仅十几秒至几分钟左右，在没有相应措施干预的情况下最长持续时间不超过 15 分钟可自行停止，且在一次发热的病程中这样的惊厥通常只出现一次。在抽搐停止后意识也较快清醒，也不会遗留感觉、运动、意识反应等方面的神经系统功能异常。

2）复杂性热性惊厥　首次发生的年龄往往大于单纯性热性惊厥，而且发生时的体温可以是不超过 38℃ 的低热。此类型发作时肌肉的强直性收缩可能只局限于某些部位，但发作持续的时间则要比单纯性更长，可能超过 15 分钟，甚至连续多次抽搐而成为一个发作群，一个发作群的时间可达 30 分钟左右，而且 24 小时内可能发作多次（发作群）。这一类型的另一个特点是患儿在发作停止后的一段时间内可能会有神经系统功能异常的一些表现，如嗜睡、反应略迟钝，或患儿因为头痛等不适症状而哭闹。复杂性热性惊厥的复发概率相对更高。

（2）热性惊厥与寒战的鉴别。小儿患者在发热前可有寒战表现，主要表现为自觉发冷，不受控制的全身肢体颤抖，有时也会紧咬牙关，但这种颤抖不是肌肉的强直收缩和阵发性痉挛，意识也不受影响，寒战逐渐停止后体温往往逐步升高，也常常是高热发生的前驱症状，常常与较严重的感染或输液反应等有关。

三、紧急处理

1. 癫痫（以抽搐为主要表现的全身强直—阵挛性发作、复杂部分性发作和癫痫持续状态）

（1）当患者突然发作肌肉强直收缩和痉挛时，首先要充分保证患者安全，防止其发生跌倒、撞击等引起的损伤。

（2）在确保周围环境安全和地面平整的情况下，施救者应顺势将患者就地安置，尽量保持侧卧体位，如果无法做到侧卧，则尽量使患者头部偏向一侧，以确保口鼻内分泌物或呕吐物不会被患者误吸入气道而造成窒息等并发症。

（3）帮助患者松解衣服、腰带等，取下容易造成意外损伤的坚硬、尖锐的随身物品和饰品等，并使患者周围环境保持足够的通风。

（4）除了癫痫持续状态，多数情况下患者的抽搐发作会在较短的数分钟内自行停止。在肌肉强直收缩和阵挛停止后，立刻观察患者口鼻处情况，清理和去除分泌物、血液和呕吐物等，保持呼吸道通畅。若患者有误吸引起呛咳，可以轻拍患者背部以助其咯出痰液、分泌物等。

（5）在患者发作停止但意识尚未完全清醒的情况下，可以将柔软的毛巾、手帕或餐巾布等折叠成稍宽、有一定厚度的长条形，在患者能张口时放入口中，以防止患者阵挛后期可能出现的面部肌肉强直或短时间内再次发作抽搐而咬伤舌、口唇等。放置布条时确保其有足够的部分留在口腔外，以防误入口腔深部而堵塞气道。

（6）一部分患者在意识转清的过程中会有短暂的精神症状，施救者需防范患者因异常行为使自身或他人被误伤。

（7）如果家庭中具备医用吸氧设备，在清理呼吸道后可以给予患者小流量吸氧（1.5～3升/分钟），以改善患者胸闷、头晕、头痛或

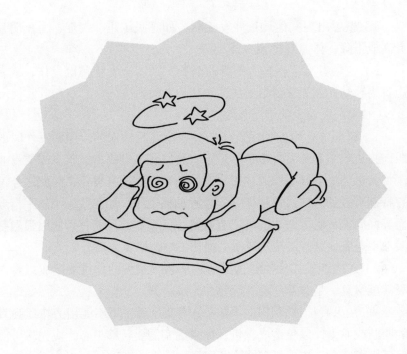

嗜睡等症状。

（8）在患者发作间歇时，若条件允许应尽可能清理呕吐物、排泄物，如果患者情况平稳时尽量更换清洁宽松的衣物，避免不适和防止继发感染等情况。在患者发作间歇、意识逐渐恢复过程中，还应尽可能保持环境安静，避免强烈光线刺激。

（9）如果患者能在较短时间内停止抽搐并恢复意识清醒，且无其他明显外伤或影响活动度情况，可以在施救者或家属的陪同下前往医院做进一步的检查评估。

（10）需要及时拨打 120 的情况

1）患者在较短时间内反复、持续发作局部或全身肌肉强直收缩和阵挛，并且意识无法恢复，即可能为癫痫持续状态。

2）患者抽搐发作暂停后仍然没有恢复意识或者出现较明显的精神症状。

3）患者在抽搐过程中发生了意外损伤。

4）患者出现其他严重并发症状，如呼吸困难、气促、血压明显升高或下降、体温升高等。

5）施救者不了解患者的既往病史，或者患者是首次发作，或者患者为婴幼儿而无法清晰地描述症状和发病情况。

（11）应该避免的错误施救措施

1）试图中止癫痫抽搐发作的一些措施是错误的。癫痫发作时的肌肉强直收缩和阵发性痉挛一般会自行终止，癫痫持续状态需要专业医护人员通过静脉或肌肉注射一定的药物以控制其发作，除此之外没有特别有效的方法可以快速终止这种抽搐发作。如掐按人中、手指放血等民间流传的方法非但无法有效终止其发作，反而有可能因强烈刺激加重患者症状，甚至造成次生损伤，应该避免采用。

2）在患者发作抽搐时试图喂食药物是错误的，可能造成患者误吸甚至窒息，是非常危险的行为，应该避免。

3）在患者抽搐发作时应该避免搬动患者，更不能用力按压强直的四肢或躯干，以免造成骨折；如果确实需要转移患者，应先尽可能保证患者安全，待其强直抽搐发作停止后小心搬移。

4）在患者口中放置的垫衬物应避免直接使用汤勺、竹木片等坚

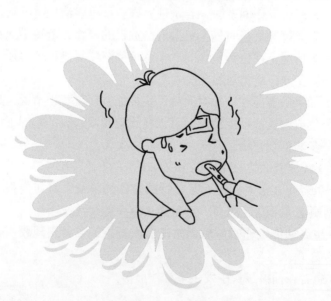

硬物体，确实需要使用时也应该在其外面包绕足够多的柔软的棉布质材料，以免造成患者口腔的次生损伤。

5）如果患者突发抽搐时只有一个目击者可以施救，该施救者应至少先采取一定的防护措施，尽可能避免患者发生跌撞伤，同时可以口头呼救寻求附近人员的帮助，在确保患者相对安全的情况下再拨打120，即先施救再打120，而非相反。若现场同时有多位目击者，则应有所分工，施救和拨打120同时进行。

2. 严重心律失常引起的抽搐（阿-斯综合征）

（1）如前所述，严重心律失常引起抽搐发作往往是心源性猝死的最早信号之一，因此目击者应口头呼救并即刻开始胸外按压（只有一个目击者），或分工协作开始心肺复苏并拨打120（有两名及以上目击者）；如果能取得AED，则立即开始除颤（此部分操作流程和方法可参见本书"心肺复苏"和"公众除颤"等章节的相关内容）。

（2）当有专业救护人员到场时，第一目击者应尽可能清晰、准确和客观地陈述患者的发病情况和已经采取的措施。

3. 热性惊厥

（1）当患儿突然发生惊厥时，首先要充分保证患儿的安全，防止其发生跌倒、撞击等引起的损伤。

（2）在确保周围环境安全的情况下，施救者应让患儿就势侧卧，如果是婴幼儿，可抱住患儿使其侧向一边，以保持呼吸道通畅，并防止口鼻内分泌物或呕吐物被患儿误吸入气道而造成窒息等并发症。

（3）帮助患儿松解襁褓、衣帽等，并使患儿周围环境保持足够的通风。

（4）多数患儿的热性惊厥为单纯性，抽搐持续时间不长，整个病程中只发生一次抽搐，所以在患儿抽搐发作停止后应注意查看其呼吸状况和头部、口部及四肢等处，确保无异常情况。

（5）在患儿发作停止后，可采用局部（额部或头枕部）冷敷或用酒精棉球擦拭局部皮肤等物理方法降低患儿体温。

（6）在患儿停止抽搐时，应尽可能清理呕吐物、排泄物，如果患儿情况平稳时尽量更换清洁宽松的衣物，避免不适和受凉等情况。

（7）如果患儿一次发作持续超过5分钟或有反复发作的趋势，即可能为复杂性热性惊厥，应尽快送医院诊治；家长或老师（保育员）也可以拨打120，在调度员指导下采取初步的措施。如果患儿在医院就诊时发生惊厥，家长可就近向医护人员寻求帮助。对于反复发作、持续时间较长的热性惊厥，医护人员会开放绿色通道、给予必要的药物（如安定注射液、咪达唑仑注射液等）控制患儿的抽搐发作，并采取相应的救护措施。

（8）应该避免的错误施救措施

1）多数患儿的惊厥持续仅仅数分钟，发作自行停止后意识较快恢复，因此在发作中试图用掐按人中或针刺手指放血等手法终止惊厥的做法并不可取。复杂性热性惊厥需由专业医护人员通过静脉或肌肉注射一定的药物以控制其发作。

2）在患儿发作惊厥时试图喂水、喂食或喂药的做法都是错误的，因为这些做法可能造成患儿误吸甚至窒息，是非常危险的做法，必须避免。

3）在患儿惊厥发作时应该避免摇晃、紧密捂盖衣被等做法，更不能用力按压患儿强直的四肢或躯干，也不应用汤勺柄等坚硬的器物撬开紧闭的牙关，以免造成骨折、脱臼及其他次生伤害。如果确实需要在患儿口中放置垫衬物以防止咬伤，应在患儿发作间隙时进行，宜使用柔软的棉布材质叠成厚度合适的长条形，并在口腔外留有足够的部分。

四、小贴士

1. 预防要点

（1）癫痫

1）已经明确诊断为癫痫的患者应按专业医师指导使用抗癫痫药物，并定期进行相关检查，由专科医师评估病情和调整用药，绝不能根据主观感受随意增减、停用药物，以免引起复发甚至癫痫持续状态等严重后果。对于继发性癫痫还应针对原发疾病进行诊治，控制癫痫发作。

2）癫痫患者不宜驾驶机动车，症状控制尚不理想者也应避免驾驶非机动车；不宜从事水上、高空及大型机械设备的操作，还应避免从事可能有强烈声、光和视觉刺激的工作。

3）癫痫患者应适当、合理进行体育锻炼，尤其是太极拳、易筋经、难度较小的瑜伽等有助于调节神经系统功能的项目；应避免参与较剧烈、刺激的运动项目，如极限运动、登山、高负荷器械锻炼等；应避免参与电竞游戏和比赛；参与棋牌类游戏要适度。

4）癫痫患者在日常生活中应保持规律的作息，保持平稳良好的情绪状态，避免过度劳累、紧张、焦虑或大喜大怒大悲的情况。应避免烟酒和过于刺激的食物。日常衣物穿戴应以适度宽松为宜。

5）癫痫患者应该正确、积极地面对自身的疾病。如果在公共场所出现癫痫发作，不应向施救者尤其是医护人员隐瞒相关病史，以免误导救护人员的判断和评估。部分癫痫患者的自卑心理和隐瞒病情也与存在的一些世俗偏见、误解甚至歧视有关，因此患者的家属应多给予鼓励和关心，直系亲属还应熟悉患者的治疗和用药情况，了解和掌握一定的急救方法；知情的同事、同学和朋友不能歧视患者，可以通过真诚的交流了解和理解相关情况，同时还要注意保护患者隐私，不随意议论患者病情。

（2）严重心律失常

1）对于原有心脏疾病或患有其他可能引起严重心律失常疾病的患者，应该接受规范的诊治，按医嘱用药，控制并发症。日常应保持规律的生活作息，避免过度劳累、情绪波动、烟酒刺激等不利因素。

2）既往身体状况良好者，当出现反复发生或较明显的心慌、头晕、胸闷等症状时，不应随意忽视，而应该及时就医，进行必要的检查；对于近1~2周内有过发热、呼吸道症状或胃肠道症状继而出现上述症状的患者尤其应加以重视，以免病毒性心肌炎引起严重并发症。

（3）热性惊厥

1）6岁以下婴幼儿和儿童患发热性疾病时，当体温超过38℃时，可以应用退热药物或物理降温。

2）婴幼儿在寒冷季节发热时，既要注意保暖避风，也不必穿戴过多过紧的衣帽，而应保持透气舒适，同时室内要保持良好的通风；

夏季患发热性疾病时，应避免直接或长时间吹空调或风扇。

3）对于容易反复患呼吸道感染的儿童，可以考虑接种流感、肺炎疫苗，接种的时机一般为热性惊厥发作后的3～6个月；同时，家长应鼓励孩子积极参加体育锻炼，增强机体抵御病邪的能力，并有助于促进神经系统功能的发育。

4）对于一部分患儿，可以预防性使用抗惊厥药物（具体药物和剂量需在专科医生指导下使用），分为短期预防用药和长期预防用药两种情况。

a. 短期预防用药，是指在患儿开始发热的最初24小时内使用口服抗惊厥药物，至患儿体温正常后停药。主要适合于以往曾有惊厥发作持续时间超过5分钟、最近半年中惊厥发作次数在3次以上或最近一年惊厥发作次数在4次以上的患儿。

b. 长期预防用药，是指持续使用抗惊厥药物1～2年。主要针对的患儿类型包括短期预防用药仍然频繁反复发作或最近1年发作5次

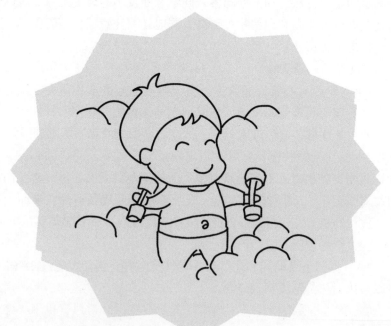

以上、复杂性热性惊厥或发作常持续超过 5 分钟。

2. 常见问题

（1）诊断癫痫有哪些常用的方法？

当患者首次发生癫痫样抽搐发作后，需要患者向医生提供发病前的一些异常情况（如果有或者患者能够回忆起）；家属或直接目击者提供客观清晰的患者发作过程的描述也是非常重要的信息，有助于医生的评估和鉴别；必要的家族史信息有助于判断患者的发病是否具有遗传倾向。除了主观病史，客观的理化检查是必不可少的，对于抽搐发作停止后短时间内未能恢复清晰意识的患者和不能表述病史的婴幼儿患者尤为重要。辅助检查中脑电图对于癫痫的诊断十分重要，对于定性、分类和病灶的定位都有重要的价值；颅脑 CT 或 MRI 等影像学检查以及脑脊液检查有助于判断癫痫是否由某些中枢神经系统疾病引起；其他一些常用的血液检查如血常规、血电解质、肝肾功能等有助于排查全身其他系统疾病继发癫痫的可能性。此外，在使用抗癫痫药物治疗的过程中，有时候还需要检测患者血液中相关药物浓度，以此评估药物的用量是否合适（不足或过量）。

（2）如何预估儿童热性惊厥复发的可能性？

如上文所述，复杂性热性惊厥的复发概率较大。对于患儿家长而言，还有比较容易掌握的判断方法可以参考。首先要了解热性惊厥的复发与以下 4 个因素有比较大的关系：热性惊厥首次发作时低于 1 岁；从开始发热到惊厥发作短于 1 小时；体温低于 38℃ 的低热状态下即发作惊厥；患儿的父母或兄弟姐妹中有热性惊厥发作史。在这 4 个因素中，如果患儿都不具备时复发的概率不到 15%，具备 1 个因素时复发概率约为 20% 以上，具备 2 个因素时复发概率约为 30% 以上，具备 3 个因素时复发概率可增加到约 60% 以上，具备 4 个因素时复发概率约为 70% 以上。

（3）儿童热性惊厥会不会发展为癫痫？

对大部分有过热性惊厥的儿童而言，发展为癫痫的风险很低。单纯性热性惊厥发展为癫痫的概率不到 1%；而根据国内外一些研究统计显示，发作具有复杂性惊厥特点的患儿发展为癫痫的概率为

6%～9%，包括神经系统发育异常、父母或兄弟姐妹中有患原发性癫痫等因素也会增加热性惊厥患儿发展为癫痫的概率，但总体可能不超过10%。此外，随着年龄的增长，距离最后一次发作热性惊厥的时间越久，发展为癫痫的概率也越低。

（4）发生过热性惊厥的儿童能不能接种疫苗？

热性惊厥的发生主要是与患儿神经系统功能发育不完善有关，也有遗传因素的作用，而没有证据表明目前常用的疫苗会直接作用于中枢神经系统增加惊厥发生的概率。当然，由于疫苗的作用机制，部分儿童接种疫苗后可能有轻度的发热反应，从而导致少数患者发生热性惊厥。但这样的情况极少，因此有热性惊厥发作史并非不能接种疫苗，比较稳妥的做法是在发作热性惊厥后3～6个月接种疫苗。

（上海中医药大学附属曙光医院　何　森　尹成伟）

第 4 章

胸　痛

胸痛是指从头颈以下到最下面一根肋骨的范围之内任何部位的疼痛，与胸腔内的器官（心脏、肺、气管、食管等）、肋骨或胸肌有关。各种刺激因素如缺氧、炎症、肌张力改变、肿瘤浸润、组织坏死，以及物理、化学因素都可以刺激胸部的感觉神经纤维产生痛觉冲动，并传至大脑皮质的痛觉中枢引起胸痛的感受。急性胸痛是急诊最常见的原因之一，占急诊内科5%～20%，在三级医院中占20%～30%。而且随着生活方式改变和人口老龄化，在急诊科因胸痛就诊的患者数量有逐渐增加的趋势。

引起急性胸痛的原因有很多种，具体表现各不相同，其背后隐藏的危险性也存在较大的差异。多数情况下急性胸痛提示疾病可能具有严重的不良预后，尤其是心源性胸痛预后的好坏往往有很强的时间依赖性。国外报道，有3%在急诊被诊断为非心源性胸痛的患者在之后的30天内发生了恶性心脏事件；而把预后良好的非心源性胸痛误诊为严重的心源性胸痛则会造成患者不必要的心理压力和经济损失，影响其生活质量。

本章节主要讲述一些可能在短时间内危及生命的疾病，同时对其他可能引起急性胸痛的疾病也有简单的介绍。

一、常见疾病及病因

1. 急性心肌梗死（危险程度★★★★★）
急性心肌梗死是指冠状动脉在原有病变的基础上发生血流急剧减

少或中断，使相应的心肌严重而持久地急性缺血，导致部分心肌急性坏死。心脏位于胸腔内的纵隔中，它不间断地跳动，每跳一次就会把一定量的血液泵出心脏，经由动脉输送到人体的各个器官，为它们带去氧气和营养物质，就像是一台永不停歇的发动机一样。而冠状动脉就是给心脏输送"燃料"的管道，如果这条管道出了问题，那么心脏这台"发动机"就会出现工作效率下降，甚至"罢工"，对人体造成不可估量的伤害。所以，冠状动脉的通畅与否十分重要。一般来说，冠状动脉分为左冠状动脉和右冠状动脉，它们从主动脉起始段发出，沿着心脏表面走形，发出许多细小的分支和丰富的侧支循环，就像一条河流，有主干道，也有大大小小的分支水道，这些分支包绕并深入心肌组织，为心肌提供养料。正常情况下，冠状动脉管壁是光滑的，血液可以在血管内通畅无阻地流动。但是，在一些致病因素（比如高血压、糖尿病、吸烟、酗酒、血脂代谢异常等）的影响下，血管内壁会出现损伤，产生"瘢痕"，我们把它叫作粥样斑块。这些粥样斑块主要由一些含脂质的杂质构成，在它们表面覆盖着一层纤维组织，叫作纤维帽，帽子的厚度有薄有厚，牢固程度也不尽相同。这些粥样斑

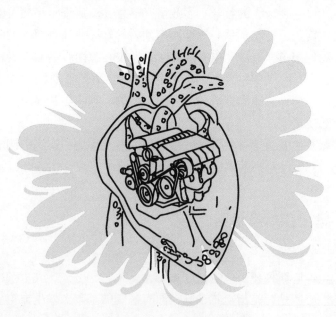

块使得血管壁不再光滑，血液流经斑块时会变得相对缓慢，有时还会打转。随着斑块内的脂质杂质不断堆积，斑块逐渐增大，使血管管腔逐渐变得狭窄，能通过的血流也相应地慢慢减少。因为人体有一定的耐受和代偿能力，所以当管腔狭窄程度在50%以下时，我们一般不会有不适的感觉，但当管腔狭窄超过原有管径70%以上时就会超出我们能忍受的范围，这时候在一些诱因（如过重体力劳动、过劳、暴饮暴食、情绪激动或悲伤、吸烟、大量饮酒、用力排大小便、洗澡时间过长、久坐、寒冷刺激等）刺激下，粥样斑块会松动、出现裂纹或破裂，使斑块内容易导致血栓形成的物质暴露于血流中，引起血小板在斑块表面黏附、活化、聚集，形成血栓，导致病变血管完全性或非完全性闭塞，这就形成了急性心肌梗死的病理基础。

据不完全统计，我国心肌梗死的发病率为50～60人次/10万人，发病年龄高峰在65～75岁，男女比例各地方不同，但总体上60岁以下男性的发病率要高于女性，而60岁以上女性的发病率明显要高于男性。首次发生心肌梗死，急性期（发病30天内）的病死率男性约为16%，女性大概在28%。心肌梗死急性期存活的患者之后的死亡率是正常人的5倍。首次发生心肌梗死出院后，10%的患者1年内死于其他心脏疾患或再次心梗。接受溶栓或冠脉成形术的患者预后明显改善，院内死亡率下降约为5%，出院后1年内死亡率小于3%。首发心梗存活的患者，在随后的10年内每年大约有2%的人发生心衰，一旦出现心衰，预后很差，5年的存活率小于50%。

2. 张力性气胸（危险程度★★★★★）

正常人的肺分为左肺和右肺两部分，左肺又分成上下两叶，右肺又分成上中下三叶，它们位于肋骨及软组织形成的胸腔内，占据了胸腔的大部分体积。在肺的表面和胸腔的内层表面各有一层膜样的组织（胸膜）覆盖，之间形成了一个密闭的腔隙。气胸是指肺组织及脏层胸膜破裂，或胸壁及壁层胸膜被穿透，空气进入胸膜腔，胸膜腔内压力增高，形成胸膜腔积气和肺脏萎缩，可分成自发性和创伤性。张力性气胸是气胸中危险程度很高的一种情况，又称高压性气胸，是指较大的肺泡破裂、较大较深的肺裂伤或支气管破裂，裂口与胸膜腔相通，且形成单向活瓣，致胸膜腔内压力不断升高的一种病变，有点类似于打气筒的原理，吸气时空气从裂口进入胸膜腔，呼气的时候裂口的活瓣关闭，空气无法回到外界，这样，随着不断地呼吸，胸膜腔内的空气越来越多，将肺组织逐渐压缩萎陷，并将心脏所在的纵隔推向另一侧，挤压对侧健康的肺组织，影响呼吸和血流循环，导致严重的后果。有时空气会被挤压进入纵隔、扩散至皮下组织，形成颈部、面部皮下组织气肿。

常见的气胸原因有肺组织或胸膜自发性破裂、胸部外伤（如刀刺伤、异物穿透、针灸时扎针太深等）、支气管断裂、食管破裂、肋骨骨折等。男性发病率较高，自发性气胸的年轻患者中先天性弹力纤维发育不良的比例较高，患者常为瘦高体型，肌肉力量较弱。40岁以上的自发性气胸患者，多有肺部基础疾病，如慢性支气管炎、肺气肿、哮喘、肺结核、囊性肺纤维化、矽肺等。有些肺部感染，由于细菌毒力较强，可引起肺化脓性、坏死性炎症，坏死组织和脓液可以破溃入胸腔，形成脓气胸。有一类特殊的气胸，它只发生于女性，称为月经性气胸，以30岁以上女性多见，常在月经24～72小时内发生，原因可能是子宫内膜移位至肺、胸膜，当月经期到来时，这些异位的子宫内膜同样会受激素影响而脱落，这就会破坏胸膜的完整性，引起气胸。

3. 主动脉夹层（危险程度★★★★★）

主动脉夹层是一种少见但极为凶险的疾病。人体主动脉的管壁由三层结构组成，分别被称作内膜、中膜和外膜。主动脉夹层指在内因和（或）外力作用下造成主动脉内膜破裂，血液通过内膜的破口渗入进主动脉壁的中层，沿着主动脉壁向远、近端扩展，将内膜和中层不断撕裂开，可累及胸主动脉全长甚至腹主动脉及其分支，形成夹层血肿，主动脉呈瘤样扩张，又称主动脉夹层动脉瘤。如果将原来的动脉管腔称作真腔的话，内膜和中膜分离形成的腔隙便是假腔。真腔与假腔即构成主动脉夹层的特征。主动脉夹层的破坏性极大，一旦管壁的外膜被撕裂，动脉内的高压血流就会喷出，在很短时间内造成人体大量失血，引起失血性休克而迅速死亡，因此被称作主动脉的"灾难性疾病"。如果未能得到及时准确的治疗，主动脉夹层早期死亡率约为每小时增加 1%，半数左右患者将死于发病后 48 小时内。近年来由于诊断和治疗技术的进步，主动脉夹层的死亡率已大幅度下降。主动脉夹层的发病率在发达国家可达每年 100～200/100 万人，我国在主动脉夹层的发病率流行病学方面的研究不多，一般认为不低于西方国家，这可能与我国高血压病发病率高和高血压未得到很好的控制有关。本病多见于中老年男性，50～70 岁是高发年龄，但近年来中青年人群的发病率较前有不小的升高。在西方国家病因主要为高血压，国内既往认为老年患者以高血压为主要病因，而青壮年患者多为先天性主动脉中层发育不良所致，但近年来以高血压、动脉粥样硬化为病因的发病比例逐渐增高。

4. 急性心包填塞（危险程度★★★★★）

心包是围绕包裹在心脏外面的结构，由一层坚韧的纤维组织和一层纤薄的膜样组织构成，它们像给心脏穿了一件保护衣。正常情况下，心包内有少量澄清的液体，起到润滑的作用，使心脏在跳动时不会与心包产生摩擦而受到损伤。但如果心包内的液体在短时间内急剧增加，或者液体量过多，由于心包外层纤维组织十分坚韧，无法随着液体的增多而向外扩张，过多的液体就会产生压力，对心脏造成压迫，限制心脏的正常搏动，这样，心脏这台"发动机"就无法把血液输送到全身各个器官，这就是心包填塞。一般来说，心包内的液体如果增加的速度很缓慢，患者的不适感觉不会很明显，有时要等到心包内积聚了 1 000 毫升的液体才会出现胸痛、呼吸困难的表现，但如果心包内的液体在短时间内突然增加 150～200 毫升，其压力就可以急剧上升，出现严重的心包填塞。

引起心包填塞的原因有很多，包括心肌梗死、心包炎、心包积血、主动脉瘤或夹层动脉瘤破裂、胸部创伤、结核病、心脏和心包肿瘤、结缔组织病、尿毒症等，其中心脏外伤是引起急性心包填塞的主要原因之一。急性心包填塞的死亡率极高，许多患者未送至医院即已死亡。

5. 急性肺栓塞（危险程度★★★★☆）

肺动脉栓塞是指由内源性或外源性的栓子堵塞肺动脉或其分支，引起肺循环和右心功能障碍的一组临床和病理生理综合征。当栓子堵

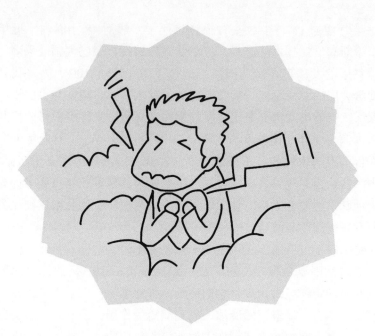

塞肺动脉，如果其分布区的肺组织因血流受阻或中断而发生坏死，称之为肺梗死。但一般临床上肺梗死比较少见，这是因为肺脏有两套独立的供血系统，一套称为肺动脉，另一套称为支气管动脉，肺组织同时接受肺动脉、支气管动脉的供血，所以很少会出现肺组织供血完全中断的情况。那为什么要把肺动脉栓塞列为危重症之一呢？这是因为肺动脉除了承担供血作用之外，它还有一项十分重要的任务，它负责把身体内缺乏氧气的静脉血输送到肺脏，与肺泡内吸入的空气进行接触，把空气内的氧气带到血液中，变成动脉血后送回心脏，再由心脏输送到全身。所以，它对人体是十分重要的，一旦肺动脉部分或完全堵塞，那么它把静脉血转为动脉血的能力将会大大下降，人体就会有缺氧的危险。同时，由于肺动脉的堵塞会引起右心内压力升高，右心负荷加重，严重时可造成右心功能衰竭，心脏将无法正常工作。

栓子的来源多种多样，包括血栓、脂肪、羊水、空气、肿瘤细胞等，其中血栓占绝大多数，血栓栓子80%～90%来自下肢或骨盆的深静脉系统，很少来源于上肢、头颈部静脉。肺动脉栓塞可单发或多发，以右肺和下叶较多见。美国每年估计有 65～70 万人罹患该病，由于肺动脉栓塞死亡的人数达 18～20 万，其发病率在心血管疾病中仅次于缺血性心脏病和高血压。我国肺动脉栓塞的准确发病率仍然不清楚，相比之下，近年来肺栓塞检出率逐渐增高，这一方面是由于随着现代医学的发展，对肺动脉栓塞的诊断意识和水平有所提高；另一方面，由于现代社会脑力劳动者的比例越来越多，长时间坐在办公桌前工作或坐飞机、火车长时间保持坐姿不动，双下肢静脉回流减慢、血流瘀滞，引起深静脉血栓形成，栓子脱落随着血流进入肺动脉，从而发生肺动脉栓塞。在网上有时候能看到类似的报道，这被称为"经济舱综合征""e栓塞"。发病年龄以 50～60 岁年龄段最多，90% 致死性肺动脉栓塞发生在 50 岁以上，男女比例在全年龄段大致相当。慢性心肺疾病是肺动脉栓塞的主要危险因素，50% 的肺动脉栓塞患者同时有心肺疾病，特别是心房颤动伴心力衰竭患者尤其容易发生。其他的危险因素有肥胖、脱水、糖尿病、下肢静脉曲张、肿瘤、下肢骨折、中风后肢体活动障碍、手术后长期卧床、妊娠、长期服用避孕药、血栓性静脉炎等。这些危险因素中有些是暂时性的，有些是可逆的。

6.胸膜炎（危险程度★★）

　　胸膜是位于肺和胸壁之间的膜性组织。正常情况下，它是一个密闭的腔隙，不与外界相通，病原微生物无法直接接触胸膜而致病，多数是由肺部的炎症逐渐侵犯胸膜而出现炎症，少数是由肿瘤、胸部外伤或者药物过敏引起。正常胸膜表面是十分光滑的，并且其形成的密闭腔隙内有少量澄清的液体，这些液体在呼吸的时候可以起到润滑胸膜的作用。所以正常情况下，呼吸的时候不会有疼痛的感觉。当炎症、肿瘤等原因导致胸膜表面渗出增多，胸膜不再光滑，呼吸的时候两层胸膜就会出现摩擦，从而引起疼痛的感觉。

7.带状疱疹（危险程度★☆）

　　带状疱疹是由人疱疹病毒 3 型感染引起的急性炎症性皮肤病。中医称为缠腰火龙、缠腰蛇丹、缠腰火丹等，民间俗称蜘蛛疮、蛇串疮、蛇缠疮、火带疮、蛇丹等。好发于春秋季节，成人较多见。病毒对体外环境的抵抗力较弱，在干燥的痂内很快失去活性。由于病毒具有亲神经性，感染后可长期潜伏于脊髓神经后根神经节的神经元内，有部分患者被感染后成为带病毒者而不发生症状，但当抵抗力低下或劳累、感染时，病毒可再次繁殖，并沿神经纤维移至皮肤，使受侵犯的神经和皮肤产生炎症。皮疹一般有单侧性和按神经节段分布的特点，由一串一串的水疱疹组成，并伴有剧烈的疼痛，老年患者疼痛更为剧烈，有时会严重影响生活质量。疼痛多在水泡完全消退后减轻或消失，但有部分患者特别是反复发作的患者，疼痛会超过一个月，称为带状疱疹后遗神经痛。对此病毒免疫力低的儿童被感染后发生水痘。

8.心脏神经官能症（危险程度☆）

心脏神经官能症是神经症的一种特殊类型，以心血管系统功能失常为主要表现，可兼有神经官能症的其他表现。其症状多种多样、时好时坏，常见的有心前区疼痛、胸闷、心悸、气短、呼吸困难、头晕、失眠、多梦等。可因过劳和情绪激动诱发，往往到医院进行全面的检查后仍无法发现器质性心脏病的证据。该病发生的原因尚不明确，多数与个人心理承受能力有关，如一个人承受能力很强，就能承受较大的打击，反之，一个小小的打击也可能引发症状；小部分可能与家族遗传因素有关；吸毒、酗酒等可导致大脑的一些化合物的变化，直接导致心脏神经症。发病者以 20～40 岁多见，女性比例高于男性，更年期妇女多见。

一、疾病的主要症状

1.急性心肌梗死

约 2/3 患者发病前数天有先兆症状，最常见为心绞痛突然发作频繁或疼痛程度加重，持续时间延长，诱因不明显，硝酸甘油疗效差，伴有恶心、呕吐、气促及出冷汗等。其次是上腹疼痛、胸闷憋气、上肢麻木、头晕、心慌、气急、烦躁、自觉心前区闷胀不适、钝痛，钝痛有时向手臂或颈部放射；心绞痛发作时伴有恶心、呕吐、大汗、心动过速、急性心功能不全、严重心律失常或血压有较大波动，应警惕近期内发生心肌梗死的可能。如果发现先兆，应及时积极治疗，有可能使部分患者避免发生心肌梗死。

（1）疼痛。是急性心肌梗死中最先出现和最突出的症状，典型的部位为胸骨后直到咽部或心前区，向左肩、左臂放射。疼痛有时在上腹部或剑突处，同时胸骨下段后部常憋闷不适，或伴有恶心、呕吐。不典型部位有下颌、颈部、牙齿，罕见头部、下肢甚至足趾疼痛。疼痛性质常为持续性的闷胀感、绞榨样或压迫性疼痛（可以想象一下一块大石头压在胸口的感觉），而不是我们一般想象的刀割样或者撕裂样疼痛，有些患者会感到紧缩感、烧灼样疼痛，常伴有烦躁、坐立不安、出汗、恐惧，或有濒死感。持续时间常大于 30 分钟，甚至长达十余小时，休息和含服硝酸甘油一般不能缓解。需要注意的是，不是所有的急性心肌梗死患者都会有胸痛的表现。老年人或者伴有糖尿病的患者，因痛觉阈值较常人高或因神经损伤，其疼痛感觉远较常人低下；有脑卒中或者血管性痴呆的患者，其对疼痛的表述能力不清，无法表达疼痛感觉。这些患者往往有其他的表现，如烦躁不安、血压下降、呼吸困难等，家属需要特别注意。

（2）全身症状。主要是发热，一般在 38℃上下，很少超过 39℃，伴有心悸。

（3）胃肠道症状。疼痛剧烈时常伴有频繁的恶心、呕吐和上腹胀痛，部分患者有肠胀气或呃逆。

（4）低血压和休克。约有 20% 的患者会出现血压下降、烦躁不安、面色苍白、皮肤湿冷、脉搏细而快、大汗淋漓、小便少、反应迟钝，甚至昏厥。主要是心源性休克，为心肌广泛（40% 以上）坏死，心排血量急剧下降所致，严重的休克可在数小时内死亡，一般持续数小时至数天，可反复出现。

（5）心力衰竭。发生率 30%～40%，主要是急性左心衰竭，患者常常出现胸部憋闷感，极度的呼吸困难，往往不能平卧而需端坐位呼吸、咳嗽、咳白色或粉红色泡沫痰，大汗、口唇、肢端紫绀、烦躁不安等。

2. 张力性气胸

多数在正常活动或安静休息时发病，部分患者发病前可能有抬举重物用力过猛、咳嗽、打喷嚏、屏气或高喊大叫等动作，外伤性气胸有明确的胸部外伤史，但不一定会留下肉眼可见的伤口。典型症状为突发左侧或右侧胸痛，是由于胸膜牵拉、撕裂的结果，患者常感到一种刀割或针刺样的锐痛，随着呼吸而加重，但其程度远较主动脉夹层要轻。继之有胸闷和呼吸困难，并可有刺激性咳嗽。胸闷与呼吸困难随着胸腔内的压力升高而逐渐加重，可出现极度呼吸困难、端坐呼吸，严重缺氧时可出现口唇、肢端紫绀、烦躁不安、昏迷、休克甚至窒息。有时可以看到气胸一侧的胸部较对侧膨隆，呼吸运动的幅度减弱。

3. 主动脉夹层

（1）疼痛。突发剧烈的疼痛为发病时最常见的症状。90%的患者在主动脉夹层发病时会出现突发的胸部、背部或腹部剧烈疼痛。疼痛常在做某些突发动作时出现，如提重物、打篮球，甚至打哈欠、咳嗽、用力排便等。疼痛呈刀割样、撕裂样或搏动样，从一开始发作即十分剧烈，且为持续性，从胸骨后或胸背部向远端放射，这一点和急性心肌梗死的疼痛有明显的不同。疼痛起始的部位常提示夹层破口的部位。患者常常烦躁不安、大汗淋漓，有濒死感，可因疼痛而昏厥，镇痛药物难以缓解。疼痛还有一个重要特点，即当夹层分离沿主动脉延伸时，疼痛具有沿着夹层分离的走向逐步向其他部位转移的趋势，但疼痛的剧烈程度不会减轻，这样的转移性疼痛可在70%的病例中见到。从急性期幸存下来的患者，胸痛逐渐消失或转为隐痛。少数患者无明显疼痛，可能由于发病早期便出现晕厥或神志严重改变而掩盖了疼痛。

（2）血压增高。多数患者因有高血压的基础性疾病，同时起病后的剧烈疼痛刺激体内肾上腺素大量分泌，从而使血压更高。增高的血压反过来会增加血管内的压力，使破口撕裂加剧，形成恶性循环。

（3）夹层破裂或压迫症状。由于夹层血肿逐渐增大会压迫周围软组织，当主动脉大分支受影响，或向血管外发展破入邻近器官，则可引起相应器官系统损害。主动脉有很多分支，当夹层血肿扩展直接压

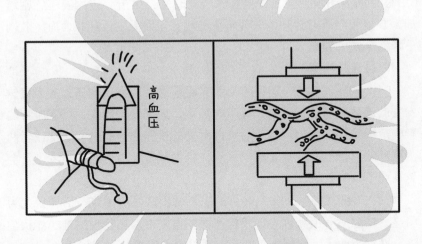

迫动脉管腔，或是由于撕裂的内膜片覆盖在血管口而减少或阻断其血流，会出现相应的表现，如影响到冠状动脉，可出现心绞痛、心肌梗死、呼吸困难等征候；如影响到锁骨下动脉，双手血压可出现明显差别；如影响到大脑供血的动脉，可出现头昏、神志模糊、肢体麻木、偏瘫、截瘫及昏迷；如夹层血肿破裂到心包腔时，可迅速引起心包积血，导致急性心包填塞而死亡；如夹层累及腹主动脉及其分支，患者可出现剧烈腹痛、恶心、呕吐、便血等表现；如夹层血肿压迫食管，则出现吞咽障碍，破入食管可引起大呕血；如累及肾动脉，可引起腰痛及血尿；如血肿破入胸腔，可引起胸腔积血，出现胸痛、呼吸困难、咯血等，有时可伴有血压下降甚至休克。

4. 急性心包填塞

胸痛主要为心前区的疼痛，为一种闷胀的感觉，吸气的时候可稍有减轻，呼气的时候加重，呼吸表浅而急促，出现面色苍白、大汗淋漓、紫绀、头晕、心慌、吞咽困难、咳嗽等症状，脉搏细数，仔细触摸脉搏可发现吸气时的脉搏跳动要比呼气时明显减弱，颈部的大静脉（俗称青筋）明显充盈，甚至怒张。有时候，由于心包内液体急剧增加，心包腔内压力骤升，患者病情迅速恶化而无主诉症状，血压急剧下降甚至发生猝死。

5. 急性肺栓塞

（1）胸痛。40%～70%的肺动脉栓塞患者会出现胸痛，多为突然发生的胸部刺痛感，呼吸、咳嗽时加重，如果栓子较大，堵塞血管的影响范围较广，可出现胸骨后难以忍受的挤压痛，有时向肩部或者两侧胸部放射，与心绞痛常难以区别，特别是合并冠心病的患者，常会忽视而不及时就医。

（2）呼吸困难。80%～90%的患者会出现呼吸困难，活动后尤为明显，休息后有所减轻，如果栓塞面积很大，那么呼吸困难的症状会进行性加重而无缓解迹象，甚至出现口唇发绀等缺氧表现。

（3）咯血。约有30%的患者会出现咯血，多为少量鲜红色的血液。

（4）晕厥。发生率为10%～20%，多为栓塞面积很大（＞50%），导致缺氧及心脏排血量降低，脑供血不足所致。需要注意的是，有时候晕厥可以是急性肺栓塞患者首发或唯一的症状，且往往提示病情更加危重，有晕厥症状的肺动脉栓塞死亡率可高达40%，其中部分患者可发生猝死。

（5）其他。烦躁不安、惊恐甚至有濒死感、咳嗽、心悸等，偶有腹痛发作。

6. 胸膜炎

（1）胸痛。胸部疼痛是胸膜炎的典型表现，常常突然出现，为一种针刺样的疼痛，当咳嗽、打喷嚏、深吸气或突然转身时，由于胸膜的摩擦幅度增加，胸痛会加重，而如果屏气不呼吸，胸痛会减轻甚至消失。胸痛的位置在发生胸膜炎的那一侧胸部，有时也可在同侧肩部、上腹部、肩胛等部位出现，很少会出现胸部正中疼痛。

（2）呼吸困难。胸膜炎发病的早期会出现呼吸困难，多数是因为患者呼吸时胸痛而不敢正常地呼吸所致，多表现为胸闷、气短。当胸膜炎逐渐发展，胸腔内的液体不断增多，使肺受到挤压而无法像正常一样充分膨胀，肺功能受影响，患者会出现呼吸浅快、心慌，有时因缺氧而出现面色发绀、无法卧床而只能整日坐着。有意思的是，当胸腔内的液体越来越多时，患者的胸痛情况常会有所减轻，这是因为大量的胸腔积液使得两层胸膜完全分开，不再出现摩擦。

（3）其他。一般会伴有发热、咳嗽等呼吸道感染的表现。

7. 带状疱疹

发病前可有轻度的全身不适情况，比如乏力、低热、纳差等。在疱疹发出皮肤之前，患者会感到胸部一侧的皮肤有烧灼一样的疼痛，轻轻碰到皮肤疼痛会明显加重，有时难以触碰，甚至连穿衣服时的轻轻摩擦都难以忍受，这和其他疾病引起的胸痛有明显的不同。疼痛的范围常常是大致沿着肋骨走向，从腰侧延续到胸骨旁，呈带状排列，但一般不会越过胸骨到对侧胸部，疼痛常持续1～3天。将要出疹时疼痛处的皮肤常先出现潮红斑，然后很快出现一个个粟粒到黄豆大小的丘疹聚集成一团一团，但丘疹之间不会发生融合，继之迅速变为水疱，水疱的表面饱满、发亮，疱液澄清，外周绕以红晕，水疱群间皮肤正常，病程一般2～3周，老年人为3～4周，水疱干涸、结痂脱落后留有暂时性淡红斑或色素沉着。

8. 心脏神经官能症

（1）心悸。自觉心跳、心前区搏动和不适，运动或情绪激动时更明显。

（2）胸痛。疼痛部位多变，不固定，多局限于心尖区及左乳房下一片很小的范围，也可在胸骨下或右胸前或胸背等处。呈一种刺痛感，或刀割样的疼痛，持续数秒，有部分患者会表现持续数小时甚至数天的轻微隐痛。有时疼痛可放射至左前臂外侧或手指疼痛。疼痛出现与劳力无关，常在精神疲劳后或者休息时出现。服用硝酸甘油多无法缓解胸痛。

（3）呼吸困难。患者常感到胸闷，呼吸不畅，浅短或不规则呼吸，伴有胸痛，深吸气后可能会有所改善。

（4）神经衰弱的症状。常感到乏力、头晕、头痛、失眠、多梦、焦虑、易激动、食欲不振、恶心等。

三、紧急处理

1.急性心肌梗死

一旦出现疑似急性心肌梗死的胸痛，应做到以下几点。

（1）立即停止一切活动，就近或原地坐下，可坐靠在沙发或床头，双腿下垂，松开衣领，切不可随意活动，以免加重心脏负担而加剧心肌缺血，同时也可减少意外摔倒而导致头部、躯干和肢体受伤。

（2）由家属寻找急救药物，一般为硝酸甘油片0.3～0.6毫克（1～2粒）舌下含服，因舌下有丰富的静脉丛，药物可迅速吸收。如无硝酸甘油片，可含服消心痛片1粒或者速效救心丸10粒或肠溶阿司匹林300毫克（3粒）口服，他汀类药物（如阿托伐他汀、匹伐他汀等）根据剂型不同可酌情服用1～2粒。

（3）尽快拨打120，告知简要病情、详细住址。

（4）尽量保持心情放松，平静呼吸。

（5）除了必要的交流，尽量少说话。

（6）如出现血压下降、休克，应把患者放置于卧位或半卧位。

（7）如出现意识丧失、脉搏消失，应立即进行胸外按压、人工呼吸，具体可参见相应章节。

2.张力性气胸

当务之急是迅速排出胸腔内的气体，降低胸腔内压力，促进肺的复张。在紧急情况下，可用一个注射用粗针头从患侧锁骨中点向下3厘米左右的地方刺入，有气体喷射出即可起到排气减压的作用。也可在针头尾部缚扎一截橡胶手指套，在上面剪一个小口，可以起到活瓣的作用，在吸气的时候由于压力的作用，指套会瘪陷堵住针头，防止外界的气体进入，而呼气的时候胸腔内的高压气体可顺利排出。如无橡胶手指套，可用普通的食品保鲜袋、气球甚至避孕套替代。

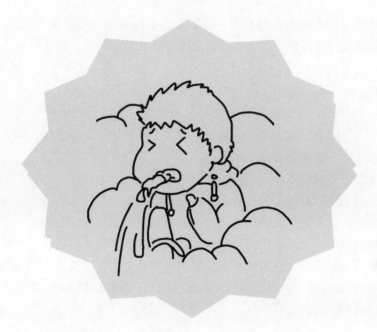

3. 主动脉夹层

主动脉夹层病情进展十分凶险，如果未能及时诊断治疗，病死率极高。在院前所能采取的措施主要有如下几项：

（1）停止所有活动，就近平卧，尽量保持镇定，消除紧张情绪，如有恶心呕吐或者晕厥，旁人可将患者放置于侧卧位，或将头部偏向一侧，保持呼吸道通畅，以防呕吐窒息。

（2）迅速拨打120，尽早转入正规医疗机构救治。

（3）控制血压和心率。由于有效的降低血压可明显降低动脉内的压力，防止动脉内膜继续撕裂加重病情，所以在120未到场且患者血压不低时，如身边能迅速获得降压药，可服用常规剂量，其中以短效、速效的降压药物为优选，常用的包括普萘洛尔（心得安）、拉贝洛尔。

4. 急性心包填塞

一旦怀疑有急性心包填塞，必须立即停止活动，绝对卧床或半卧位，保持周围环境安静。最有效的治疗是紧急行心包穿刺术，但此术对施救者的专业要求相当高，普通人切不可盲目为患者做心包穿刺，以免造成二次损伤，甚至损伤心脏而加重病情。因此，对于普通人来说，合适的做法应该是迅速拨打120，并耐心等待急救人员的到来。同时，在120到现场之前，须密切观察患者的情况，一旦发现患者出现意识模糊、昏迷、呼吸由急促变得浅慢、血压明显下降甚至测不出，应及时为患者做现场心肺复苏，为120到场后进行进一步的急救争取时间，提高患者的生存机会。

5. 急性肺栓塞

对于急性肺栓塞的患者，让其绝对卧床休息是首要的，一方面可以减少人体对氧气的消耗，另一方面也可避免由于活动时缺氧、头晕而造成意外。可以给予适当的安慰。因为很多肺栓塞的患者有慢性心肺疾病，如果有家庭氧疗设备（譬如制氧机、简易呼吸器、无创呼吸机等），可以给予患者较高流量的氧气吸入。及时拨打120，将患者转送至就近的医院治疗。

四、小贴士

1. 如果出现急性的胸痛，应该及时就医，不要认为忍耐一下就可以缓解。

2. 拨打求救电话，如120急救电话，或者医院胸痛中心24小时求救电话，清晰告知患者所在的详细住址，如患者在室外发病，拨打120时应尽量详述患者所在的位置，比如"××路和××路交叉路口"或告知120患者所在的位置旁边有无标志性的建筑以及患者的穿衣着装特点，同时留下致电者的联系方式，并保持通信畅通，以便救护人员尽快联系、找到患者。

3. 如果致电者是单独一人，立即向旁人呼救和求助。

4. 对于急性心肌梗死患者来说，时间就是生命，时间就是心肌，早一分钟到有条件进行血管再通的医院进行救治，就多一分存活的心肌，也就多一分生存的希望。为了救治急性胸痛患者，尤其是降低急性心肌梗死和高危冠心病的死亡率，给急性胸痛患者提供最迅速、准确的诊断和治疗的绿色通道服务，一些医院成立了胸痛中心，并且通过国家级胸痛中心认证。依托雄厚实力，胸痛患者救治团队每天24小时随时提供高效率、高质量的医疗救治服务，并对有心脏病隐患的患者进行干预和健康教育。一旦患者被明确诊断急性心肌梗死，在90分钟内得到救治非常关键，需要心血管内科手术团队在第一时间对患者进行诊断和治疗，这也无数次成功地救治了生命垂危的患者。医院为此形成了一套高效的胸痛患者救治体系，有专线急救求救电话，可以在院外远程传输心电图等生命指标。一流的快速检验设备，一键式启动和随时召集训练有素的救治团队到位，对急救患者实施先救治再交费的绿色通道，充分体现"时间就是生命，时间就是心肌"。

5. 见到医护人员后，要明确告知患者是急性胸痛，简明告知患者的胸痛位置、时间、程度，既往有无类似胸痛发作，既往有无冠心病、高血压、糖尿病史等，这些信息会帮助医生诊断病情，同时要配合医护人员对患者的处置。

6. 当患者被诊断为急性心肌梗死时，为了争分夺秒挽救心肌和生命，医生会和患者讲述相应的救治方案并由患者尽快做决定。在此时，切忌犹豫不决或者再三咨询其他亲朋好友或非专业人员，避免浪费宝贵时间，危及生命。一旦诊断急性心肌梗死，请相信医生，配合医生并签署有关同意书等手续，此时生命就掌握在患者的手中，医生会尽最大的努力给予帮助。

7. 治疗急性心肌梗死最有效的方法是进行冠状动脉血运重建，包括药物溶栓治疗、介入治疗（即俗称的放支架）、冠状动脉旁路移植手术。其中介入治疗已被公认为首选的最安全有效的恢复心肌血流灌注的治疗手段，尽早应用可降低近期病死率，预防远期的心力衰竭的发生。

8. 急性心肌梗死重在预防，所以建议40岁以上的人群做定期体检，一般每1～2年一次，体检内容大致包括血压、心率、血糖、肝肾功能、血脂、常规肿瘤指标、心电图、腹部脏器B超、颈部及下肢血管彩超等。如有必要的话，可以做24小时心电图（Holter）、运动平板试验，明确有无心肌缺血的情况。如果有明确心肌缺血的依据，建议进一步行冠状动脉造影检查，可以直观冠状动脉的病变部位、数量、范围大小。对于有高血压、糖尿病、血脂异常家族史的人群，更要密切关注体检结果，最好 6 个月至 1 年做一次体检，平时在家中也要监测血压、血糖的变化，及时调整药物治疗方案。

9. 主动脉夹层的治疗包括内科药物治疗、外科手术治疗和血管内介入治疗，具体应用哪种治疗方案因人而异，医务人员会根据具体情况做综合分析考虑并告知。

10. 早晨起床时，人从"半休眠"状态苏醒，呼吸心跳加快，血流加速，容易使已老化的血管破裂，黏稠血液易形成血栓造成栓塞，所以在晨起醒后最好在床上稍事活动一下四肢，然后再缓慢坐起。

11. 如果患者是长期慢性胸痛，近期无突发加重或改变，不属于急性胸痛，请患者择期到普通门诊就诊，不要因为贪图便利而占用急性胸痛患者的宝贵医疗资源，也避免浪费患者的时间和钱财。

12. 在现代社会，急性心肌梗死不再是老年人的"专利"，近年来各类媒体中年轻人心梗的报道越来越多。这是因为随着社会的加速发展，生活节奏越来越快，"996"已是常态，"997"的人群也不再是少数。经常加班、压力过大，往往使人感到精神紧张，引起体内分泌大量肾上腺素，导致血管收缩，心跳加快。同时工作时间多，运动时间必然减少，加之饮食不规律、饮食结构不合理、暴饮暴食，久而久之，造成高血压、糖尿病、高血脂、肥胖人群增多，而这些又恰好是急性心肌梗死的诱发因素。

（上海市闵行区中心医院　丁念昌）

第 5 章

急 性 腹 痛

日常生活中，人们在过度劳累、受凉之后，或进食了大量油腻食物、酗酒之后，或食用了大量生冷、辛辣等刺激性食物后，或进食了不洁食物后，或在服用了对胃刺激的药物后（如散利痛、芬必得等），或体位突然改变、身体受到剧烈冲击后，会突然出现腹部的疼痛或原有的腹部疼痛加重。腹痛是腹部神经受到局部或全身理化因素刺激后所引起的一系列保护性防御反应的警戒信号。

腹痛是急诊常见的症状，多因腹腔、盆腔内脏器（如胆囊、胰腺、肝脏、脾脏、输尿管、胃、肠、阑尾、卵巢、输卵管等）的功能性或器质性疾病，或其他邻近脏器的疾病（如肺炎、急性心肌梗死），或某些全身性疾病所引起（如血小板减少性紫癜、糖尿病酮症酸中毒等）。腹痛的性质和程度，既受病变性质和病变严重程度的影响，也受神经和心理因素的影响。

由于腹痛的病因较多，病理机制错综复杂，不同的疾病可能导致相同部位的疼痛，同一脏器疾病也可出现不同部位的疼痛，伴随着不典型症状的迷惑，故腹痛症状不容易短期内明确诊断，且极易出现误诊、漏诊。因此，必须将详细的既往病史、诱因、病情发展、演变告知专业医生，并在其进行体格检查和辅助检查后，方可减少误诊、漏诊的可能。

1.腹痛的类型

（1）内脏性腹痛（又称牵涉痛、放射痛）。有胃、肠道、胆道、输尿管等空腔脏器的平滑肌过度收缩、牵拉、扩张所导致的阵发性绞痛，或肝脏、脾等实质脏器的包膜张力增高或炎症而引起的持续性钝痛。内脏性腹痛不易定位病变的脏器，疼痛的范围广泛、弥散，腹部

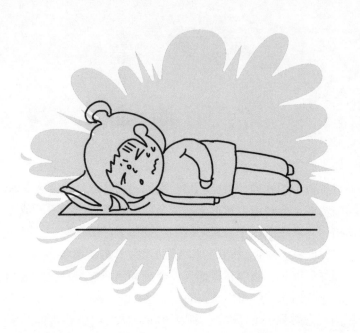

有压痛或深压痛，常伴有出汗、血压升高等植物神经反射症状。

（2）躯体性腹痛（又称体干性腹痛、体性痛）。与内脏性腹痛相比，对引起疼痛的脏器的定位较准确，腹痛感更强烈，对腹部向下按压时可有明显的疼痛感，在抬起下压的手后也可有明显的疼痛感（即反跳痛），甚至腹壁硬如板，植物神经反射症状（如出汗、心率减慢等）少见，甚至缺如。

（3）感应性腹痛（又称牵涉痛）。当腹部内脏发生病变时，可在体表的一定区域产生感觉过敏或疼痛，这种现象称为感应性腹痛。此类疼痛剧烈，有腹膜刺激征表现（如压痛、反跳痛及肌紧张），容易准确定位病变的脏器，与躯体性腹痛特点相似。

2. 腹痛的伴随症状

腹痛时常伴随有一些症状，如消化道症状有恶心、呕吐、腹胀、腹泻、肛管停止排气、食欲不振，其他症状有发热、贫血、黄疸、尿频、尿急、尿痛、血尿、腰疼、头晕、大汗等。在腹痛发生后，空腔脏器的痉挛性疼痛患者常喜辗转翻身，或按摩腹部，甚至局部放置热水袋，疼痛可一定程度减轻或缓解；而炎性疼痛患者做上述动作后反而加重。急性胃肠炎的患者，在排出大便或呕吐出胃内容物后症状可有所减轻；急性阑尾炎患者可有便意，但便后腹痛不缓解。

当突如而来的腹痛出现时，或腹部隐痛突然加重时，儿童、妊娠期或产褥期妇女、常年被慢性病缠绕者以及老年人等特殊人群尤其要重视。糖尿病患者、对疼痛反应不敏感者，临床表现不典型，病情变化发展较快，容易出现空腔脏器穿孔、局部器官缺血坏死、化脓性腹膜炎等；老年人多伴长期胃肠功能紊乱及便秘，出现腹痛后往往被长期反复发作的类似症状干扰，所以就诊较晚；老年人常伴有多种慢性疾病，某些急腹症可引起慢性病急性发作或明显加重。

一、 常见疾病及病因

1. 内科常见的急腹症

主要有急性胃肠痉挛、消化性溃疡性疼痛。临近脏器疾病引起的腹痛有急性心肌梗死、肺炎、胸膜炎等。内分泌等疾病，如糖尿病酮症酸中毒引起的急性腹痛等。

2. 外科常见的急腹症

主要有急性胆囊炎、急性胰腺炎、急性阑尾炎、急性消化道穿孔、急性肠梗阻等。

3. 妇产科常见的急腹症

主要有异位妊娠、卵巢巧克力囊肿破裂、卵巢囊肿或肿瘤扭转、急性盆腔炎、盆腔脓肿等。

二、 疾病的主要症状

根据病程的长短腹痛分为急性腹痛、慢性腹痛。医学上常把急性腹痛为突出表现的临床急诊情况称之为急腹症。急腹症起病突然，病程进展快，疼痛的性质、程度及部位变化多，有时病情严重甚至可导致死亡。本章节介绍急诊科常见的几种急性腹痛。

1. 胆绞痛

胆绞痛是一种常见的外科急腹症，多好发于中年人群，发病率仅次于急性阑尾炎。在工作压力以及不健康生活方式的影响下，往往出现不同程度的神经调节和脂肪等代谢的紊乱，从而影响了胆囊的正常收缩和舒张，致使胆汁排出受阻，同时又因进食油腻、高脂食物后，刺激胆囊强烈收缩，故而出现右上腹或中上腹的疼痛，称之为胆绞痛。

导致胆绞痛的常见疾病有胆石病、胆道感染（急性胆囊炎、急性胆管炎）及胆道蛔虫等疾病所致。

（1）胆石病。高危因素：个体因素包括年龄、性别、种族、肥胖、快速减肥等。胆石病的发病率随年龄增长而升高，老年人胆囊功能障碍、胆汁过度浓缩沉淀，易形成结石。女性的患病率是男性的3倍，雌激素、妊娠、绝经、怀孕次数及口服避孕药等影响胆固醇的排空，易形成结石。肥胖及快速减肥者更易形成结石，原因在于胆囊收缩性减弱，胆汁滞留沉淀，胆固醇结晶聚集而形成结石。胆石病家族史是公认危险因素之一；行为因素如运动过少、不进食早餐及空腹时间过长；饮食因素如高饱和脂肪及胆固醇、高糖、高蛋白、高能量饮食，浓茶，膳食纤维的摄入不足等均可诱发胆结石。

临床表现为右上腹或中上腹的绞痛阵发性加剧。开始时呈持续性钝痛，后逐渐加重，甚至达到难以忍受的剧痛（患者常坐卧不安、弯腰、翻滚、紧压腹部）。疼痛可向右侧肩背部放射。疼痛可持续存在，也可自然减轻。可伴有面色苍白、恶心、呕吐等症状。腹部检查有右上腹压痛，胆囊触痛征（Murphy's征）阳性。

（2）胆道感染。胆道感染是指胆道系统的细菌性感染，包括急慢性胆囊炎、急慢性胆管炎、急性梗阻性化脓性胆管炎等，常与胆石病并存，两者互为因果关系。

1）急性胆囊炎。多是因为结石嵌顿引起的胆囊扭转、胆囊管狭窄导致胆囊管梗阻，以及继发性细菌感染，临床上以女性多见。95%的急性胆囊炎合并胆囊结石。临床表现为胆绞痛反复发作。

2）急性胆管炎。与急性重症胆管炎（又称急性梗阻性化脓性胆管炎）是同一疾病的不同病理过程。如不及时治疗，可进一步导致严重的肝损害、胆源性肝脓肿、败血症、肝肾综合征、多脏器功能衰竭、休克等，直接威胁到患者的生命，是肝胆外科常见急重症。

临床表现为 Reynolds 五联征：腹痛（根据梗阻部位不同轻重不一）、寒战高热（早期即可出现，体温可达 39℃～40℃）、黄疸（多数均有明显的皮肤黏膜、巩膜的黄染）、感染性休克（脉细速，血压低，收缩压≤ 90 毫米汞柱）、神经精神症状（神情淡漠、嗜睡、昏迷）等。右上腹区压痛明显，可有反跳痛及肌紧张，腹部硬如木板，可触及肿大胆囊。

2. 肾绞痛

肾绞痛又可称为输尿管绞痛，是指由肾盂和输尿管的连接处或输尿管因结石、肿瘤甚至血栓等原因引起的急性梗阻。肾绞痛是泌尿外科最常见的急症之一。

肾绞痛只是个症状，不是独立的疾病，它在发病前可无任何征兆，也可在运动后发作。大多数患者的疼痛比较剧烈，甚至超过分娩、骨折、手术等带来的疼痛。结石的移动、输尿管的蠕动以及间断性的梗阻均可阵发性地加重疼痛。当结石移动，嵌顿解除，梗阻缓解后，疼痛也可突然消失。

常见的病因有尿路结石（输尿管结石最常见）、输尿管狭窄、肾下垂、肾及输尿管肿瘤、肾结核等。

肾绞痛的过程分为三个阶段：

（1）急性期。典型的发作多发生于清晨和晚上，能使患者从睡眠中痛醒。当发生在白天时，疼痛发作具有一定的缓慢性和隐匿性，常为持续性，平稳且逐渐加重。有些患者疼痛在发病后 30 分钟或更长时间内达到高峰。

（2）持续期。典型的病例一般在发病后 1～2 个小时疼痛达到高峰。一旦疼痛达到高峰，疼痛就趋向持续状态，直至治疗或自行缓解，最痛的这个时期称为肾绞痛的持续期，该时期持续 1～4 小时，但也有些病例长达 12 小时。

（3）缓解期。在最终阶段，疼痛迅速减轻，患者感觉疼痛缓解。

3. 急性胰腺炎

急性胰腺炎是急诊科常见疾病，以发病急、进展快、并发症多、死亡率高为特点的较为严重的疾病之一。急性胰腺炎的高危人群包括暴饮暴食者、有胆道系统疾病者、患有高脂血症及高钙血症者、有家族遗传史者、情绪不舒畅者。

胰腺炎分型：急性胰腺炎、中度重症急性胰腺炎、重症急性胰腺炎。

临床表现为多在饱餐或饮酒后突然发作，疼痛剧烈而持续，也有阵发性加剧，呈钝痛、胀痛、钻痛、绞痛或刀割样痛。腹痛常位于中上腹，有时可呈带状，疼痛可向腰背部放射。进食、饮水后疼痛加剧，常伴有频繁恶心、呕吐胃内容物。当并发腹膜炎时疼痛可弥漫全腹，可有明显压痛和反跳痛。可伴有发热等症状。重症胰腺炎可并发休克，病程后期可出现胰腺假性囊肿，因局部压迫而出现疼痛。

4. 急性阑尾炎

急性阑尾炎在急腹症中占最高的比例。近十年我国急性阑尾炎发病率月平均为男性 9.19/10 万、女性 8.25/10 万。急性阑尾炎可在各个年龄层发病，其中 20～30 岁的人群发病率最高，达 11.67/10 万。在所有急性阑尾炎患者中，有 25.2% 发生穿孔现象。

急性阑尾炎的临床表现有下列几种：

（1）转移性右下腹痛。疼痛可开始于上腹，逐渐移向脐周，位置不固定，之后转移并固定于右下腹，呈持续性。

（2）胃肠道反应。恶心、呕吐、食欲不振，部分患者还可发生腹泻。

（3）全身表现。多数患者早期有乏力。炎症加重可出现心率增快、低热等中毒症状。阑尾穿孔形成腹膜炎者出现寒战、体温明显升高（39℃或40℃）。若发生门静脉炎则出现寒战、高热、轻度黄疸。

5. 消化道穿孔

由不同诱因导致的消化道内容物外溢至腹膜腔而引起的化学性腹膜炎，称为消化道穿孔，即胃肠道穿孔。在消化道穿孔 6～8 小时后可因并发细菌感染而导致化脓性腹膜炎。消化道穿孔对身体的危害极大，处理不及时会出现一系列严重的并发症，甚至导致死亡。消化道穿孔为外科急诊的常见病之一。

消化道穿孔的临床表现有下列几种：

（1）突发性的腹部刀割样的剧烈疼痛，呈持续性，最初仅在病灶部位，后可迅速波及全腹的明显疼痛。

（2）可伴有恶心、呕吐胃内容物，多为短暂性。

（3）表情痛苦，身体不自然地蜷曲（不能自如改变体位，平卧时疼痛加剧），肠鸣音减弱或消失，腹膜刺激征（板状腹，有明显的压痛、反跳痛），腹式呼吸减弱，肝浊音区缩小，可有移动性浊音。

（4）病程 12 小时以内，可伴有面色苍白、脉率加快、出冷汗；病程 8～24 小时，常因并发细菌感染而出现发热，血常规、C 反应蛋白可提示感染；病程 24 小时后，常有明显的脱水、中毒现象。

6. 肠梗阻

任何原因引起的肠腔内容物正常运行或顺利通过发生障碍，即称为肠梗阻。急性肠梗阻是急诊中常见的急腹症之一，仅次于急性阑尾炎和急性胆囊炎，在外科急腹症中居第 3 位。在病程初期，梗阻的肠段先有解剖和功能的改变，继而出现体液和电解质的大量丢失，肠壁血液循环受阻，肠段出现缺血、坏死和并发细菌感染，最后可致脓毒症、死亡。如能及时诊断、积极治疗，大多能逆转病情的发展，最终治愈。

肠梗阻的临床分为两型（按肠壁是否发生血液供应障碍）：

（1）单纯性肠梗阻。只有肠腔内容物通过障碍而无血液循环障碍。

（2）绞窄性肠梗阻。肠腔内容物的通过及肠壁的血液循环均发生障碍。可由肠系膜血管疾病直接引起，也可由机械性肠梗阻发展而来。

肠梗阻的临床表现有下列几种：

（1）腹痛。有典型的阵发性绞痛，发作时伴有肠鸣音亢进或有高调的气过水音。梗阻的部位越靠近远端疼痛越重。若发生肠麻痹则肠绞痛减轻或消失。

（2）呕吐。早期为胃内容物，后期则为肠内容物。小肠上端梗阻，呕吐频繁而量大，为胃内容物、十二指肠液、胆汁；下端梗阻呕吐物量少，可呈粪便样。

（3）腹胀。梗阻中后期出现，近端梗阻较轻，远端梗阻较重，肠麻痹时则更重，绞窄性肠梗阻腹胀呈不对称性。

（4）停止排气与排便。大部分肠梗阻患者有排气、排便停止，但肠系膜血管栓塞者可解血便或稀水样便。肠套叠患者可解血性黏液样便。

（5）脱水症状。口渴、尿少、心悸等。

7. 异位妊娠

异位妊娠是指受精卵着床于子宫体腔内膜外任何部位，俗称宫外孕。其中输卵管妊娠最常见（95%），输卵管妊娠中以壶腹部妊娠最多（78%），其次为峡部（25%）。盆腔感染、盆腔手术史、吸烟等是异位妊娠的高危因素。

输卵管妊娠的临床表现有下列几种：

（1）腹痛。破裂型腹痛表现为突发一侧下腹部刀割样、撕裂样疼痛，后逐渐发展至下腹和全腹。流产型腹痛表现为突发一侧下腹部隐痛、胀痛，症状伴有肛管下坠、大便感，可伴有大便次数增多。

（2）阴道流血。当急性大出血时可有头晕、晕厥，此症状可为一过性，或呈进行性加重，症状的轻重与阴道出血量不成比例。出血量达到一定程度时可出现失血性休克。

（3）一般表情痛苦，体位改变时（由坐位变为仰卧位）腹痛可加剧，可有贫血貌，脉搏细、弱、快，四肢冰冷等休克状态，血压下降（收缩压≤90毫米汞柱），下腹患侧压痛明显（表现为本能性地拒绝医生按压检查）。

三、紧急处理

1. 面对突如其来的腹部疼痛，不要惊慌失措，要保持冷静。

2. 尽量处于安静、温暖、舒适的环境中，卧床休息。腹痛伴有呕吐频繁者应避免面向上仰卧位，防止呕吐物误入气管而引发窒息，需采取坐位、半卧位或侧卧位。急性胰腺炎者可选取屈膝仰卧位；急性阑尾炎者可取半卧位以减轻腹部张力，缓解腹痛。

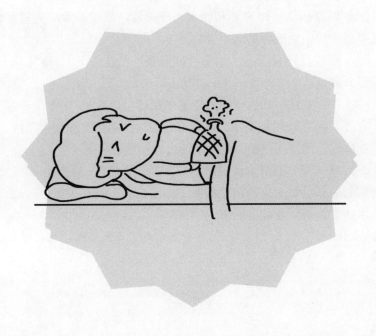

3. 体位改变（非明显震荡）后引起的疼痛，可能为胆结石嵌顿引起的胆绞痛，尝试改变体位（坐位、侧卧位）后是否有好转；在受凉、进食生冷食物之后出现的腹痛，可尝试腹部的局部保暖（例如热水袋局部热敷）；若半小时后无明显改善，或疼痛减轻至加重反复出现，则需到医院诊治。

4. 腹痛明显者应在他人的协助下立即去医院就诊。若无法站立、行走者，自测收缩压≤ 90 毫米汞柱（或收缩压较平时降低≥ 30 毫米汞柱），伴心慌、心率增快，伴头晕、黑矇、大汗者，或既往有严重的心脑血管疾病者（如陈旧性心肌梗死、脑梗死、脑出血等疾病），则需要拨打 120，请医护人员送至医院救治。

 四、小贴士

1. 腹痛治疗后的观察和护理

（1）根据病情暂停进食和饮水；或除术前准备或术后短暂禁食，可适当进食易消化吸收的流质食物。

（2）需要胃肠减压者（如急性胰腺炎、肠梗阻），观察鼻饲管引流液量及颜色。

（3）根据病情，在医生的同意下早期适当活动。

2. 不可随意服用止痛药，以免掩盖病情严重程度或加重病情。腹痛、腹胀时，勿使用热敷，避免引起炎症扩散。

3. 因暴饮暴食或进食油腻食物导致剧烈腹痛者、腹痛伴随频繁呕吐者需暂时禁食禁水。待辅助检查结果出来后，经专业医生同意后方可饮水进食，否则会加重病情。

（上海市浦东新区人民医院　赵　瑾）

第 6 章

气 急

　　气急是急诊科患者就诊的常见原因之一，是指呼吸困难的一种主观感觉，引起气急的原因有很多，尤其是有些疾病可出现气急的症状，以呼吸系统和循环系统的疾病最常见，老年人多见，严重时可危及生命。一般来讲气急的严重程度与肺功能减退的程度是平行的，但也受病因和主观因素的影响。

　　随着老龄化的加重，慢性病的发病率逐年升高，且气急多急性起病，及时且正确的院前急救直接与预后相关。病因的多样性和复杂性，导致鉴别诊断十分重要，不同病因导致的气急在处理的原则和方式上也存在差异，因此，本章节对引起气急的常见病因、急救处理以及日常护理进行阐述。

一　常见疾病及病因

　　临床上常见的引起气急的疾病有下列几种。

1. 心力衰竭

　　心力衰竭是任何心内结构或功能异常导致的心室充盈或射血功能受损的一组复杂临床综合征。其主要表现为呼吸困难和乏力，以及液体潴留（肺淤血和外周水肿）。心力衰竭不是一个独立的疾病，而是心脏疾病发展的终末阶段。随着我国老龄化的加重以及心血管疾病的高发，心力衰竭的患病率也随之升高。据统计，人群中心力衰竭的患病率为 1.5%～2.0%，而 65 岁以上人群可达 6%～10%。患者一旦出现心力衰竭，大部分会进入一个进行性恶化的过程，严重影响患者的生活质量。

按照心脏解剖结构，心力衰竭可分为左心衰、右心衰和全心衰。按照病程及起病情况，可分为急性心衰和慢性心衰。根据射血分数的高低，可分为收缩性心衰和舒张性心衰。

2. 哮喘

哮喘是由多种细胞和细胞组分参与的气道慢性炎症性疾患，目前认为支气管哮喘是一种有明显家族聚集倾向的多基因遗传性疾病，它的发生受遗传因素和环境因素的双重影响。因此哮喘可在任何年龄起病，不局限于老年患者。

3. 呼吸衰竭

呼吸衰竭是指各种原因引起的肺通气和（或）换气功能障碍，导致低氧血症伴（或不伴）高碳酸血症，进而引起一系列病理生理改变和相应临床表现的综合征。Ⅰ型呼吸衰竭是指缺氧但无二氧化碳潴留（PaO_2 < 60 毫米汞柱，$PaCO_2$ 降低或正常）。Ⅱ型呼吸衰竭是指缺氧伴二氧化碳潴留（PaO_2 < 60 毫米汞柱，$PaCO_2$ > 50 毫米汞柱）。

二、疾病的主要症状

1. 心力衰竭

由于心脏的收缩功能和（或）舒张功能发生障碍，不能将静脉回心血量充分排出心脏，导致静脉系统血液淤积，动脉系统血液灌注不足，集中表现在肺淤血、腔静脉淤血。临床表现为突发气急、端坐呼吸，呼吸急促，无法平卧，胸闷，胸痛，心率增快，肢体水肿，咳粉红色泡沫痰，体力活动受限，尿量少等，严重者可出现心源性休克、意识障碍。患者以老年人多见，且既往常常有明确的心脏基础疾病病史，心力衰竭可反复发作，起病急，进展快，如不尽快处理可能会影响呼吸及氧合，严重时危及生命。心力衰竭的急性发作可有明显诱因，也可无特别诱因。诱因包括劳累、情绪较明显波动、进餐过饱、饮酒、明显的天气变化（寒冷、高温、湿度大、严重空气污染等）、活动量过大、用力（提重物、排便时用力）及其他疾病诱发等，这些诱因的共同点是短时间内使心脏负担加重。

2. 哮喘

哮喘是一种难以根治、容易反复复发的呼吸系统慢性疾病，全世界约有 1 亿人患有哮喘，我国哮喘的患病率约为 1%，重症哮喘的死亡率仍居高不下，全球每年有 18 万人死于哮喘。哮喘的发作一般急性起病，可发生在任何年龄段，突出表现为突发性喘息、气促、胸闷、咳嗽，多在夜间发作。发作前常有鼻塞、打喷嚏、眼痒等先兆症状，发作严重者可短时间内出现明显呼吸困难、低氧血症，患者常常说话断断续续甚至说不出话、呼气时特别费劲、面色发青发紫、伴有大汗等，甚至造成呼吸系统功能损害，出现呼吸衰竭，如不及时处理、解除气道痉挛可危及生命。患者发病过程多有过敏性因素参与。

3. 呼吸衰竭

临床表现为气急、呼吸困难、咳嗽、咳痰，严重者可能出现意识障碍，甚至昏迷。我们前面已经提到呼吸衰竭根据有无二氧化碳潴留分为 Ⅰ 型呼吸衰竭和 Ⅱ 型呼吸衰竭，Ⅰ 型呼吸衰竭是指单纯缺氧，Ⅱ 型呼吸衰竭在缺氧的基础上合并二氧化碳潴留。严重的低氧血症和二氧化碳潴留可出现昏迷，甚至呼吸骤停，如不及时处理，危及生命。患者以老年人常见，可以有肺部基础疾病，也可以初次发病，如严重的肺炎等。

三、紧急处理

从上述的介绍可以看出，气急多急性起病，且病因复杂多样，但各种原因引起的气急如不及时处理，均可危及生命，因此气急的急救处理尤为重要，积极的院前急救可以为后续治疗赢得时间，减少急性并发症的发生，有助于改善患者预后，降低死亡率。在院前急救处理的同时，尽快拨打 120，及时转至医院进行进一步治疗，可有效降低死亡率。气急发生时，在院前急救的过程中同时要重视心理护理及监测患者的一般情况，消除患者的焦虑与恐惧心理，保持镇静，密切观

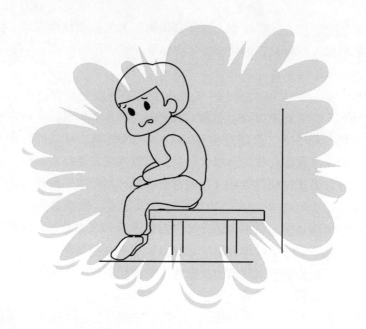

察患者的心率、呼吸频率、意识变化等。

下面介绍不同疾病的患者在等待 120 的过程中可以接受哪些急救措施。

1. 心力衰竭

急性心衰发病迅速，病情凶险，死亡率高，对此类患者的抢救是分秒必争，快速有效的院前急救可初步控制病情进展，降低猝死率。

（1）首先让患者保持前倾坐位或半卧位，双下肢下垂，以减少回心血量和增加胸廓容量。

（2）如果有家庭氧疗的设备，可立即给予患者大流量吸氧处理，流量为 6～8 升 / 分钟。如有家用呼吸机，给予无创机械通气，可使肺泡内压力升高，减少肺内毛细血管渗出，有利于减轻或消除肺水肿。

（3）如有肢体水肿，提示有液体潴留，可口服利尿剂促进尿液排出，减轻心脏负荷。

2. 哮喘

哮喘发病急、无预兆，可发生在任何时间和地点，且病情可在短时间内迅速恶化，相当一部分患者来不及送到医院就死于家中。支气管哮喘急性发作存在突然起病、迅速恶化，经适当处理又可快速缓解的特征，因此发作后适当的急救处理和降低致死性哮喘的发生率直接相关。院前采取及时有效的急救护理措施就成为挽救患者生命的重要环节，并为转送医院进一步治疗创造条件。

（1）一般患者反复发病，如有自备控制喘息的气雾剂，如特布他林（博利康尼）、沙丁胺醇（万托林）、异丙阿托品（爱喘乐）等，可立即吸入治疗。

（2）在等待120的过程中，如家中有吸氧设备，可予以吸氧治疗。

（3）尽快脱离可能引起哮喘的场所或因素，如异味、刺激性气体、花粉、杨花或柳絮、家庭宠物的毛、某些食物等。

3. 呼吸衰竭

当发生急性呼吸衰竭时，机体的代偿功能不能很快地适应，若不及时抢救，严重时将失去抢救时机，危及生命。

（1）保持呼吸道通畅是最基本、最重要的治疗措施。气道不畅会导致呼吸阻力增加，呼吸做功增多，加重呼吸肌疲劳，气道阻塞导致气道分泌物排出困难，严重时并发肺不张，使气体交换面积减少，可通过以下的方式保持气道通畅。

1）清除气道分泌物及口腔异物。

2）若患者意识尚清晰，可以在其胸廓背部自下而上用适当力量反复拍击，促进痰液排出，并鼓励患者咳嗽、咳痰；若患者昏迷时，可使患者处于仰卧位，头向后仰，托起下颌并将口腔打开。

（2）如果有吸氧条件，立即予高流量吸氧。

（3）如果有家用呼吸机，予以呼吸机辅助呼吸。

4. 抢救后的观察护理

（1）密切监测患者的生命体征，体温、血压、呼吸频率、氧饱和度。

（2）注意患者水肿及尿量情况。

（3）对于呼吸衰竭的患者，在气道通畅的情况下必要时可使用呼吸兴奋剂，当严重呼吸衰竭药物治疗效果不理想时，清醒患者可考虑予以无创呼吸机辅助通气，昏迷患者或呼吸衰竭进行性加重患者，应及时气管插管进行呼吸机辅助通气。

（4）经常变换体位，改善肺部的血液循环，利于保持支气管的引流通畅，也可预防褥疮的发生，尤其对于昏迷的患者，避免痰堵气道造成窒息，对于气管插管或者昏迷无法自主排痰的患者，可予以吸痰护理。

（5）翻身时可予以拍背，促进痰液排出，由内向外，由下往上。

（6）可雾化吸入治疗，局部用药。

 ## 四、小贴士

1. 慢性疾病患者由于病情和预后的顾虑，患者往往会产生恐惧、忧虑心理，极易对治疗失去信心，尤其气管插管或气管切开行机械通气的患者，语言表达及沟通有障碍，情绪烦躁，产生悲观情绪，对治疗失去信心，甚至拒绝治疗或对呼吸机产生依赖。医生应多与患者交流，评估患者的焦虑程度，鼓励患者多沟通。日常生活中，家人的心理支持也非常重要，要帮助患者树立战胜疾病的信心，保持积极的心态。

2. 控制原发疾病及其他慢性疾病，如冠心病、高血压、心脏瓣膜病、糖尿病等，使用药物规律治疗，定期门诊随访。

3. 控制体重，科学饮食。少吃油炸等高热量食物，少吃高盐食物，控制食量，不要暴饮暴食，尤其晚餐不要吃得过饱，以免增加心脏负担。

4. 避免过度劳累。注意休息，减少体力劳动，保证充足睡眠。

5. 戒烟戒酒，避免情绪激动。

6. 宜进行适当的体育锻炼，可以根据自身具体情况选择游泳、传统保健操、散步、慢跑、医疗体操等。

7. 预防感冒。注意保暖，及时添加衣物，少去人群聚集的公共场所。

8. 对于心功能不全患者，保持大便通畅；排便时避免过度用力，增加心脏负担。

9. 哮喘患者应避免接触各种变应原，减少哮喘的发作。室内外的变应原，有尘螨、宠物、蟑螂、花粉、草屑等；职业性变应原，如油漆、活性染料等；食物变应原，有牛奶、鸡蛋、鱼虾、蟹等。促发因素，有运动、冷空气、环境污染、吸烟、药物、精神及心理因素等。

10. 家中应保持空气流通，避免接触特殊气味。

（同济大学附属东方医院　杨　倩）

第 **7** 章

头 痛

头痛在生活中很常见。我们经常可以听到身边的中老年人说自己头痛，实际上因头痛到急诊就诊的青年人也不少。有的患者熬夜、饮酒、情绪激动可以引起头痛，休息后就能够改善；有的患者则头痛欲裂，难以忍受，持续不能缓解，服止痛药也效果不佳，非常痛苦，严重影响了正常工作生活。有些头痛经检查证实存在脑血管疾病，但有些头痛却找不到原因。那么，头痛究竟是怎么一回事？

所谓头痛就是感知定位于头部的疼痛，是一种临床症状。一般发生于头颅上半部位。该区域内所有对疼痛敏感的组织结构发生病变或受到疼痛刺激均可产生头痛，由表及里包括头皮、眼、耳、口、鼻、

你也学得会院前与家庭急救

140

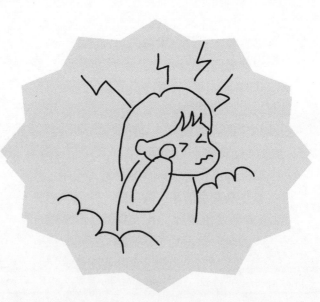

皮下组织、血管、肌肉、关节面、帽状腱膜、骨膜、颅内的部分硬脑膜、分隔大脑小脑的一些结缔组织结构及附着神经。动脉扩张、肌肉收缩、颅内病变引起痛觉敏感组织牵拉甚至神经本身的病变都可通过神经传导进入中枢产生头痛的感觉。所以头痛的临床表现是千变万化的，有些隐藏着危及生命的器质性病变，大众在院前接触到此类患者时应有足够的重视，建议尽早就医以明确诊断。

一、常见疾病及病因

头痛分类十分复杂，2018 年国际头痛学会发表了第三版国际头痛疾病分类（ICHD-3）。该分类包括原发性头痛、继发性头痛、痛性颅神经病变和其他面痛及其他类型头痛。其下又分 14 个小类，约 300 种诊断疾病。所谓原发性头痛一般指功能性的头痛，包括偏头痛、紧张型头痛、丛集性头痛等。继发性头痛的区别在于有明确病因，例如创伤、感染、出血、药物、精神障碍等。痛性颅神经病变和其他面痛中，带状疱疹后三叉神经痛是典型常见病之一。为便于理解和院前急救的需要，现仅介绍头痛分类中的几种疾病。

1. 偏头痛

偏头痛是一种常见的原发性头痛。每个人在一生中有超过 10% 的可能会有偏头痛。我国偏头痛的患病率为 9.3%，男女比例约为 1：3。虽然这是一种功能性疾病，但仍会导致身体或精神上的障碍，从而造成生活或社交能力的丧失，对社会经济和个人造成重大负担。2013 年的全球疾病负担调查（GBD2013）中，偏头痛在疾病流行谱中排名第三，在致残疾病谱分析中排名第六。

偏头痛的患者有时非常苦恼，生活中一些细微的改变都可能诱发疾病。归纳这些诱因有天气变化、工作压力大、睡眠不足、疲劳、油烟刺激、情绪激动、噪声等。有些食物在患者的主诉中"出镜率"很高，包括酒、咖啡、巧克力、味精、奶酪、泡菜等腌制品、柑橘类水果（橘、柑、橙、柚、柠檬）等。有的女性患者会发现月经经期与头痛发作相关。这些都是偏头痛的常见诱因。

偏头痛的发病机制至今没有一个统一的理论可以解释。一般认为这是一种多个遗传因素参与的内源性痛觉调节系统抑制功能缺陷。大脑皮质或分布于颅内血管上的神经受到电或化学刺激产生一系列神经递质向邻近皮质区域或沿神经顺行性、逆行性传导，造成区域内或神经支配的血管扩张，并产生血管兴奋性神经肽游离、肥大细胞脱颗粒等一系列炎症反应，被脑皮质感觉区感知从而发生感觉异常或通过自主神经传导诱发恶心、呕吐等症状。继发的血管收缩可导致脑血流量减少，出现一些持续时间短的感觉运动异常。

我国目前偏头痛的诊疗现状还存在很大不足，很多患者没有得到早期的明确诊断，甚至不知道自己应该挂哪个科室就诊，反复发作的患者容易过量服用止痛药，预防性用药的概念仍没有普及。详细内容将在后文中阐述。

2. 卒中

俗称中风，民间指急性脑血管疾病，包括缺血性卒中和出血性卒中。卒中导致的头痛属于继发性头痛。诊断缘于血管性疾病的头痛需确定头痛与血管疾病的发生有时间相关和因果关系。在缺血性卒中患者的症状中头痛容易被掩盖，而出血性卒中头痛则相对突出。头痛有时是卒中最初的唯一预警症状，有时也提示较高的早期死亡风险。所以对于卒中患者的头痛，需要更及时地找到其背后掩盖的器质性疾病并加以干预，以避免灾难性事件的发生。

有高血压、糖尿病、高脂血症、冠心病等危险因素的头痛患者需要警惕卒中的可能。卒中的大众知晓率很高，也有明确的诊疗手段，但卒中给人带来的残疾和社会功能障碍仍造成了严重的社会经济负担。

3. 中枢神经系统感染

这个名词比较专业，日常生活中熟知的是"脑膜炎""脑炎"，似乎小孩子比较多见，严重起来会抽筋，痊愈后会有后遗症。实际上这种疾病和流感、肺炎、尿路感染等常见病一样都是病原微生物侵入人体所致，只不过发病部位在神经中枢，包括脑和脊髓。感染可以发生在脑膜、脊膜，也可以累及脑和脊髓实质。小时候接种脊髓灰质炎疫苗就是为了预防脊髓灰质炎——小儿麻痹症这一中枢神经系统感染。这种感染的病原是脊髓灰质炎病毒，感染的部位是脊髓实质，因为被破坏的部位控制的是运动神经，所以会出现肌肉萎缩无力的症状。

中枢神经系统感染引起的头痛也是继发性头痛，这种头痛的机制是颅内动脉扩张和颅内痛觉敏感组织的炎症，例如脑膜刺激性头痛。随病情加重出现颅内高压加重头痛。

4. 高血压和高血压急症

是继发性头痛的常见病因之一。高血压是一种以体循环动脉压升高为主要特点的临床综合征，动脉压持续升高可导致心脏、脑、肾脏和血管的损害，并伴有全身代谢性改变。在未使用降压药物的情况下，就诊时收缩压 ≥ 140 毫米汞柱和 / 或舒张压 ≥ 90 毫米汞柱可定义为高血压。高血压是常见病，据统计 2012—2015 年我国 18 岁及以上居民发病率约为 27.9%。也就是说每 4～5 个成年人中就有一个高血压患者，而且这个发病率还在不断升高。

高血压急症则指血压短时间内严重升高（通常收缩压 > 180 毫米汞柱和 / 或舒张压 > 120 毫米汞柱）并伴发进行性靶器官损害。高血压急症的靶器官损害主要有高血压脑病、脑卒中、急性冠状动脉综合征、急性左心衰竭、主动脉夹层和子痫等。

轻度的高血压通常不引起头痛。如果血压突然升高或持续，超过脑血管收缩的代偿能力，脑血管内血流速度突然加快、流动不稳定，即可出现双侧搏动性的头痛，如果病情加重，血管通透性增加，就会出现脑水肿。这种高血压相关的头痛随高血压恶化而恶化，随血压改善而缓解。

二、疾病的主要症状

1. 偏头痛

（1）主要表现

常表现头部一侧搏动性痛，可伴有恶心、呕吐、出汗、怕光、怕噪声等情况，持续 4～72 小时。其程度可达中至重度（指最近 3 个月内因偏头痛丧失工作、家务、学习或娱乐能力超过 50% 或发作大于 10 日）。日常体力活动如行走或上楼梯会加重症状，或因头痛逃避日常活动。可因复杂的环境因素诱发。发作前几小时或一两天可有疲劳、注意力难以集中、颈部僵硬感、恶心等前驱症状。部分偏头痛患者会有一些特殊的先兆症状，持续 10～20 分钟，一般在头痛出现之前发展到高峰，消失后即出现搏动性的头痛（多为单侧，也可为双侧或交替性）。视觉先兆最多，常表现为闪光和暗点，视野中心的齿轮样图像逐渐向左或向右扩散，边缘散光成角突出，随后遗留完全或不同程度的暗点。有患者的描述是"眼前突然出现一个光点，遮挡了我的视线，然后光点慢慢变大，变成水波纹一样。水波纹（银光）遮挡住视线""眼前突然开始有闪光，抖动。类似我们看到的灯泡灯丝的形状，开始慢慢闪烁""出现闪动的波浪，看哪都看不清，然后慢慢范围扩大扩散到眼角，10～20 分钟就看清了，开始头疼"。也有患者表现为眼前发黑或短暂的单眼看不见或双眼一侧的视力障碍。先兆症状还有一部分是感觉异常，可表现为一点的发麻，然后逐渐移动，累及偏身、面部和 / 或舌头，影响的区域可逐渐变大或变小。少见的先兆还包括言语和运动的异常。但需要强调的是这些症状都是可逆的。

偏头痛为反复发作性的疾病，发作间歇多无症状。发作频率可每周、每月或数月发作一次，偶有一日发作数次患者。如症状严重持续72 小时不缓解则为偏头痛持续状态。如每月至少 15 天出现头痛，且其中 8 天符合偏头痛特点，持续至少 3 个月即为慢性偏头痛。

（2）并发症

偏头痛本身可因疼痛产生身心损害，尤其是转变为慢性偏头痛。有时先兆症状持续存在导致视力、感觉、运动、言语功能障碍。血流阻断，上述功能障碍不能逆转，即进展为脑梗死。有研究调查结果显示，偏头痛患者发生缺血性卒中、不稳定心绞痛和短暂性脑缺血发作的概率高于无偏头痛患者。此外，偏头痛可导致癫痫样发作和亚临床的脑白质病变。偏头痛反复发作可导致认知功能下降。女性有先兆偏头痛患者出现抑郁以及抑郁伴焦虑的比例较无先兆偏头痛者高。偏头痛可与多种疾患共存，如癫痫、抑郁症、情感障碍等，可导致原发病治疗效果不佳、病情反复。

2. 卒中

（1）主要表现

卒中发病率很高，大众都知晓中风的患者最常见的表现有"嘴歪了""不能讲话了""半边手脚发麻""半边身体不能动"，相对应的医学术语是"面瘫""失语""偏身感觉障碍""偏瘫"，但实际上因大脑功能复杂，卒中的症状有时非常复杂，可表现为"看不见""听不懂""记不住"，还有的可能出现手舞足蹈、恶心呕吐、胡言乱语等，严重的可迅速进展至高热、四肢瘫痪、昏迷甚至死亡。

卒中患者的头痛多突然发生，疼痛部位有时与出血部位相关，常伴呕吐。有的疼痛非常剧烈，例如小脑出血，有人描述为霹雳样疼痛。

脑梗死和脑出血均为脑血管疾病，血管阻塞或破裂、出血压迫均会导致其所供应的脑组织损伤，从而产生局灶性神经功能缺损的症状和体征。不同部位病变对应不同的临床表现。病变范围和疾病进展速度决定了临床表现的轻重程度。有时从临床表现上二者难以区别，头

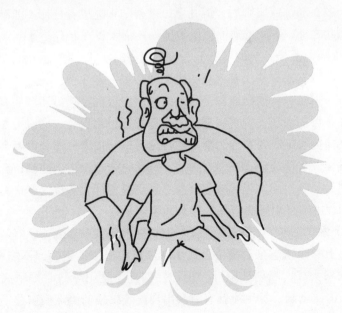

颅 CT 是比较敏感的检测手段。

（2）并发症

卒中是脑部的病变，而大脑类似于人的中枢司令部，中枢出现器质性的故障会产生累及多个系统的近期、远期并发症。常见的包括血压急性升高、血糖异常波动、电解质紊乱、上消化道出血、肺部感染、深静脉血栓形成、肺水肿、心肌损害等。不论是缺血性卒中还是出血性卒中，发病后急性期血压升高的原因有很多，包括疼痛、恶心、呕吐、焦虑、卒中后应激状态、存在高血压基础病等，更重要的是颅内压升高，常规的压力无法把血液泵入大脑保证组织灌注，所以机体自我调节使得血压升高。对于缺血性卒中的患者需谨慎控制 24 小时内的血压，强行降压会使得处在缺血状态边缘的脑组织得不到供血，反而造成脑缺血面积扩大。所以要注意观察患者的疼痛、焦虑、应用的降颅压药物。如果血压过高难以控制，需在血压监护下应用药物平稳降压。

3. 中枢神经系统感染

（1）主要表现

此类患者中头痛往往和发热相伴相生。脑膜刺激引起的头痛比较剧烈，多在额部或眼眶后，但儿童、老人和昏迷患者往往不能准确描述。除此之外，不同的病原体所致感染在临床表现上有差异。

1）病毒感染　早期可有上呼吸道感染的症状，如流鼻涕、头痛、发热、咳嗽，还有些患者有病毒感染的全身中毒症状，如全身肌肉酸痛、恶心呕吐、食欲减退和全身乏力等。特定病毒感染还会伴有区别于其他病毒的表现，如口唇疱疹、腹痛腹泻、腮腺炎、心肌炎等。病毒感染损伤大脑主要表现为精神和行为异常，很大一部分患者会出现癫痫发作，表现为全身性强直抽搐，持续时间长，很难控制；有些患者表现为反应迟钝、记忆减退、情感淡漠或者行为奇特，严重者可出现不同程度的意识障碍、嗜睡甚至昏迷。

2）细菌感染　细菌感染引起化脓性脑膜炎初始症状可有发热、寒战或上呼吸道感染表现等，医生查体可检出颈项强直，不能屈曲。伴有剧烈头痛、喷射样呕吐、视物模糊甚至意识障碍时提示病情严重，颅内压增高。发生流脑有时会出现皮肤黏膜的瘀点瘀斑，主要见于躯干、下肢、口腔黏膜及眼结膜。结核性脑膜炎可伴随低热、盗汗、消瘦，既往可能有过结核感染病史。

3）真菌感染　随着各种免疫抑制例如器官移植、肿瘤化疗、激素等使用人群的增加，中枢神经系统感染真菌的病例也非常多见。相较于前两种病原感染，真菌感染尤其是隐球菌感染起病比较隐匿且进展缓慢。早期可为低热和间歇性轻度头痛，而后进行性加重。隐球菌感染所致高颅压非常突出，可表现为头痛伴恶心、频繁呕吐。感染导致神经系统损害的概率很高，患者可表现为视力受损、偏瘫、癫痫等。患者还可同时合并脑外的真菌病，如肺隐球菌感染、肺曲霉菌病等。

（2）并发症

由于都是大脑器质性病变，感染所致常见的并发症与卒中有重叠，急性期包括高热、抽搐、精神症状、颅内压增高、呼吸衰竭，长期卧床可继发感染、深静脉血栓、压疮等。有些感染导致脑脊液蛋白升高明显或者纤维蛋白沉积继发脑脊液引流不畅，并发脑积水，严重可致脑疝。有部分患者可留有不同程度的智力障碍等后遗症。

4. 高血压和高血压急症

（1）主要表现

高血压起病比较隐匿，很多患者一点症状都没有，是体检或因其他疾病就诊时才发现。有的人会出现头痛、头晕、心慌、颈项疼痛或太阳穴搏动感等症状。还有人有失眠、健忘、耳鸣、情绪容易激动等表现。

高血压急症，其与高血压共同的特征是短时间内血压急剧升高，还伴有靶器官损害的症状。突发脑卒中，上文已经详细描述，不再赘述。高血压脑病表现为急性发作性剧烈头痛、恶心、呕吐，出现意识障碍（意识模糊、嗜睡甚至昏迷），可伴有视力快速下降。急性冠脉综合征患者会出现急性胸痛、胸闷、咽部紧缩感、烦躁、出冷汗、心慌甚至有濒死感。急性心力衰竭患者可出现不能平躺、不能活动、呼吸困难、口唇发紫、咳粉红色泡沫样痰等症状。孕妇在妊娠期血压升高合并水肿、蛋白尿，有头痛、头晕、视物模糊、恶心等症状，也要考虑高血压急症，一旦出现抽搐甚至昏迷即为子痫。

（2）并发症

高血压急症本身就是高血压并发症的一系列症候群，如前所述包括心、脑、肾、血管等靶器官损害。

三、紧急处理

1. 偏头痛

头痛的严重程度与病情本身并无平行关系，但相较其他疾病导致的头痛而言，偏头痛比较剧烈。有人描述"痛不欲生"，有人感觉"如附骨之疽"。那么头痛一旦发生，应该如何处理呢？

（1）对于首次发作剧烈头痛的患者，由于医院外并不具备直接鉴别所有头痛相关疾病的条件，建议至医院急诊或者神经内科急诊或者头痛中心就诊，患者应告诉接诊医生有无外伤，既往有无类似发作，尽可能详细地表述自己的感受，然后根据医生体检以及医嘱完善头颅CT等检查排除颅内感染、颅内出血等器质性疾病。在此基础上医嘱给予药物对症处理。首次发作一般不会作出偏头痛的诊断。

（2）反复发作并确诊偏头痛的患者在发作期首先应判断此次发作是否与既往相仿，程度轻至中度可以选用阿司匹林、布洛芬（芬必得等）、对乙酰氨基酚（日夜百服宁的夜片、散利痛、泰诺林等）、吲哚美辛（消炎痛等）等。使用越早疗效越好，疼痛完全缓解后停药。发作期重症患者可使用酒石酸麦角胺、舒马普坦等药物，但不能长期或过量使用，建议在医生指导下用药。中医药治疗偏头痛经验比较丰富，都梁软胶囊、头痛宁等药物可与西药合用。针灸治疗和推拿也有一定疗效。不能判断的患者仍建议急诊就诊。

（3）有先兆症状的偏头痛患者一旦发作应尽快终止有危险的操作，例如驾车和高空作业，转移到安全地带并寻求帮助。

（4）脱离诱发因素，停止诱发饮食和药物摄入，保持环境安静、采光适宜。

2. 卒中

脑梗死和脑出血的发病机制不同，治疗方案也截然不同，首先最重要的是明确诊断。一旦出现伴有肢体活动障碍、感觉异常或失语等表现的头痛，应立即就诊，由医生判断是脑梗死还是脑出血。脑梗死在时间窗内有适应证可进行溶栓治疗。脑出血有手术指征需尽快外科介入，尽力挽救生命。除此之外，卒中患者有很多症状都会对日常生活产生影响，患者及家属应掌握一定的应对措施。

（1）偏瘫：如果发现自己或家人有手脚活动障碍，要注意预防跌倒，不能从事机动车驾驶等危险活动，同时注意避免瘫痪一侧的肢体长期受压。

（2）吞咽困难：如果发现自己或家人有言语含糊不清，吞咽费力，吃饭很慢或者一吃饭就咳嗽，甚至喝水也咳，那就需要警惕吞咽功能是否受到影响，这时千万不要强迫进食，医生在病程早期可以帮助患者留置鼻饲管辅助进食。即使可以进食，也要注意吃饭的时候床头抬高，饭后休息一段时间再平卧。

（3）咳痰困难：有肢体活动障碍和意识障碍的患者可能会长期卧床，这样的患者容易并发呼吸道感染。有的患者咳痰没有力气，能听到喉咙口"呼噜呼噜"的痰鸣音，需要帮助患者经常变换体位，定时翻身和拍背，平卧的时候头偏向一侧，防止舌后坠，避免分泌物堵塞呼吸道。可以用湿纸巾、纱布等帮助清除口腔中的分泌物，但注意不能抠得过深诱发呕吐。

（4）排尿困难：注意多观察患者排尿情况，如果长时间没有排尿，患者又觉得小腹饱胀排尿费力，可以用热毛巾敷小腹、声音诱导，实在不行就需要到急诊室留置导尿管。

（5）癫痫：民间俗称羊癫疯，卒中并发癫痫的概率不低。一旦遇到这样的患者，应帮助转移到安全地带，避免继发损伤，不要试图去掰患者强直屈曲的肢体。清除患者口中的分泌物或食物残渣，避免窒息。可以用毛巾等柔软的物体置入口中，避免患者咬伤自己的舌头，但是注意不要随意裸手伸入患者口中，以防被患者咬伤。打120寻求医疗帮助，告知急救人员患者的基本情况和发病经过。

3. 中枢神经系统感染

新出现的头痛伴随发热、恶心、呕吐要高度怀疑是由感染引起的。头痛流感等全身性病毒感染和脑炎、脑膜炎等继发的头痛有时难以鉴别。如出现癫痫、意识障碍或局灶性神经系统定位体征则发生神经系统感染的可能性更高，这些一般需要专业医务人员判断。下面介绍几个注意事项。

（1）症状观察在家庭应急处理中很重要，尤其是婴幼儿。一方面婴幼儿大脑发育有两个生理特点，免疫和血脑屏障发育不完善、皮质功能不成熟，所以儿童容易发生中枢神经系统感染，也容易发生惊厥；另一方面儿童表达困难，无法像成人一样能描述自己头痛不适，一旦出现精神萎靡、不愿进食、呕吐、易激惹、嗜睡、局灶或全身抽搐等表现就要尽快就诊。就诊时不要惊慌失措，请尽可能准确地告知医生小儿年龄、顺产还是剖宫产、既往有无类似发作、近期有无发热等不适症状、持续时间、服用的药物等。

（2）控制此类头痛主要的措施依靠抗感染和降颅压治疗。头痛严重者可给予止痛治疗。

（3）体温的监测和控制是可以在院前完成的，在治疗过程中也需要及时跟进。如果发现患者出现前述症状，要及时量体温。如果有发热，应予药物或物理降温。如果体温不超过38℃，可以物理降温。如果体温超过38℃，物理降温效果不佳或者既往有过抽搐，应予药物退热。如果室温不低，不要把患者裹得太严实，这样反而不易散热，儿童体温调节功能尚不完善，更容易高热，可以打开衣物，适当暴露皮肤。头部可以贴冰贴或冰水浸的湿毛巾外敷。还可以用温毛巾在颈部、腋窝、前胸、后背等血液循环比较丰富的区域进行擦拭，切忌用冷毛巾擦，这样反而容易导致皮肤毛细血管收缩，散热不良。可以洗温水澡或者泡在温水里，同样起到降温效果。退热药最常见的还是对乙酰氨基酚和布洛芬。

4. 高血压急症

发生高血压急症要给予紧急有效的降压治疗，其目的是预防或减轻靶器官的损害，但是不应盲目地降压处理。如前所述高血压急症可

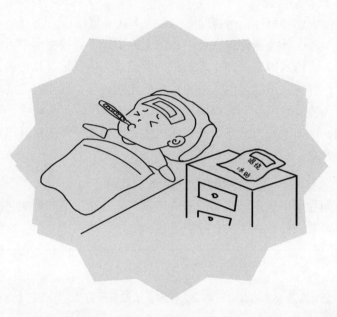

能有各种不同的靶器官损害，不同的靶器官降压目标不同，例如急性脑梗死收缩压的目标值要求控制在 180 毫米汞柱，而主动脉夹层要求降至 100～120 毫米汞柱。不同的疾病，需要控制血压在不同的范围，均要求医生对每个患者要有个体化的病情评估，而且发生高血压急症通常需静脉给药，在监护下逐步调整血压。所以此类患者首选就医。

 四、小贴士

急诊医生接诊头痛患者通常需要判断两个问题：一，疾病是原发性的还是继发性的；二，患者如何缓解疼痛。如前所述，院前不具备鉴别诊断的条件，尤其是首次发病的头痛患者，应配合医生完善检查，评估病情。对于诊断不同的患者，下面给出一些建议希望能对大家的诊疗有所助益。

1. 偏头痛

这是一种目前无法根治但可以有效控制的疾患，应建立科学和理性的防治观念和目标，保持健康的生活方式。建议：

（1）考虑偏头痛的患者可以在医生的指导下寻找生活中可能存在的各种头痛诱发因素，在家人的帮助下记录头痛日记。日记内容可以包括发作时间、可能诱因、前驱症状、先兆表现、发作时的症状、加重因素和持续时间等。可以应用一些评分表辅助评价头痛发作对生活的影响，例如下表。这将帮助临床医生更准确地判断病情并制定相应的治疗方案。

头痛影响测定-6（HIT-6）

该问卷用于表达您头痛的感受以及头痛对您生活的影响，请在答案上面画圈，每个问题仅有一个答案。

1. 当您头痛时，剧烈疼痛发生的频率？
   ① 从不　　　② 很少　　　③ 有时　　　④ 经常　　　⑤ 总是
2. 头痛是否常造成您的日常活动能力受限，诸如家务劳动、工作、上学或社会活动能力？
   ① 从不　　　② 很少　　　③ 有时　　　④ 经常　　　⑤ 总是
3. 当您头痛时，是否常希望能躺下休息？
   ① 从不　　　② 很少　　　③ 有时　　　④ 经常　　　⑤ 总是
4. 在过去4周中，您是否常因头痛感到疲劳，在工作或日常活动中力不从心？
   ① 从不　　　② 很少　　　③ 有时　　　④ 经常　　　⑤ 总是
5. 在过去4周中，您是否常因头痛感到厌烦和不安？
   ① 从不　　　② 很少　　　③ 有时　　　④ 经常　　　⑤ 总是
6. 在过去4周中，您是否常因头痛而无法专注于工作或日常活动？
   ① 从不　　　② 很少　　　③ 有时　　　④ 经常　　　⑤ 总是

总分	①6分；②8分；③10分；④11分；⑤13分 36～78分，得分越高说明头痛对您生活影响的程度越大

（2）有些危险因素可以通过行为方式改变或降低影响，包括肥胖、药物过度使用、应激性生活事件、咖啡因过度使用、打鼾与呼吸睡眠暂停等。放松训练、生物反馈、音乐疗法及应对应激的认知行为治疗有助于预防偏头痛，或者减少偏头痛发展为慢性偏头痛。

（3）频繁发作或影响日常生活或者治疗药物无效或有意愿希望尽可能减少发作的患者应建立预防性治疗的理念，可以求助于头痛门诊或神经内科的专科医生，选择普奈洛尔、阿米替林、托吡酯、氟桂利嗪等药物，必要时联合用药。早期药效不佳不能轻言放弃，要对治疗疗效有合理预期。

2. 卒中

卒中的致残率非常高，影响卒中预后的因素非常多，最重要的是神经功能缺损的严重程度，其他还包括患者的基础情况和致病病因。

（1）"治未病"不管对于没有发生过卒中的健康人群还是已经发生过卒中的患者而言都非常重要。上文已经介绍了脑缺血和脑出血的常见病因有动脉粥样硬化、高血压等，那么在日常生活中就要注意健康的饮食、规律的体育锻炼，合理控制血压、稳定血糖、降低血脂。怎样强调预防措施都是不过分的，脑细胞血流中断5分钟就会产生不可逆的坏死，伴随而来的是一生的功能障碍，甚至危及生命，代价巨大。

（2）康复治疗很重要。卒中的患者除了要知道及早就诊，挽救那些"浪子回头金不换"的脑细胞和大脑功能外，也要树立积极康复的信心。早期将偏瘫患者置于功能位，如病情允许，度过危险期后应尽早进行肢体功能、言语、吞咽以及心理上的康复治疗。有句话说"上帝为你关上一扇门，也会为你打开一扇窗"，在医学上我们可以称之为"功能代偿"，大脑有非常强大的学习能力，损伤小的患者恢复后可以完全恢复到发病前的状态，即使遗留功能障碍，也可以通过患者和护理人员的学习来改善生活质量。当然，康复治疗要及早进行，患者也要有持之以恒的耐心和勇气。

3. 中枢神经系统感染

诊断中枢神经系统感染很重要的一项检查是腰椎穿刺术，由于这是一项有创操作，需要专业技术。老百姓认为"抽骨髓"对人体有很大伤害，尤其是很多幼儿家长，往往不能接受，这样就可能延误明确诊断的时机，从而耽误治疗。

4. 高血压和高血压急症

高血压的发病率很高，但是大众对高血压的认知差异非常大，有的如履薄冰，有的不当一回事。这里归纳几个要点。

（1）高血压不是一个简单的生活现象，这是一种疾病。

（2）不能因为没有头痛等不舒服就不治疗，不能以为自己年纪轻就不会得高血压。控制血压的根本目的是降低心脑肾及血管并发症和死亡的总危险。

（3）高血压是一种可以预防的疾病，生活方式的干预肯定能够降低血压和心血管疾病风险。减少食盐摄入，每人每日＜6克；合理膳食，平衡膳食；控制体重，控制腰围，男性＜90厘米，女性＜85厘米；不吸烟，同时避免被动吸烟；不饮或限制饮酒；增加运动，中等强度，每周4～7次，每次持续30～60分钟；减轻精神压力，保持心理平衡。

（4）高血压一旦发生，可以控制，但很难治愈，需要终身管理。学会测量血压、定期监测血压能够帮助实现高血压的自我管理。一个人不同的生理状况、所处的天气环境变化都可能影响血压，高血压患者应根据监测结果遵医嘱调整降压药物的使用，即便停用药物，仍应养成监测血压的习惯以便及时发现血压反弹。

（5）很多患者在降压药的使用上存在误区。有人认为"我不用

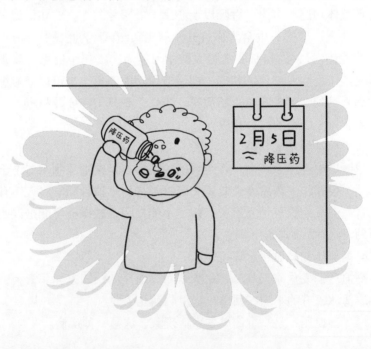

降压药是因为一旦用了降压药，就要吃一辈子药了"，还有患者认为"我吃着降压药呢，不用量血压，肯定很好。"这些观点其实都不科学。针对第一种观点，首先，降压药没有成瘾性，不会出现吃了一次戒不掉的情况；其次，医生开出降压药的处方肯定是因为已经得了高血压，需要药物治疗。如果不愿接受药物治疗，长期得不到控制的高血压带来的并发症会带来更大的经济负担和身体功能障碍。此外，部分患者通过强化生活管理能够有效控制自己的血压甚至停用药物治疗。针对第二种观点，要知道服药不等同于良好的血压控制。有的患者一种药物控制不好需要联合用药，有的患者服药的同时保持不健康的生活方式，如高盐饮食、酗酒、熬夜，同样会控制不好血压。所以药物是高血压治疗中很重要的一个环节，但不是全部。降压治疗反映了对高血压这一疾病的认知，也反映了对生活的态度。

综上，头痛是一种不良感知体验。许多疾病都可以引起头痛，解决头痛的关键在于明确病因。保持健康的生活方式，学习相关疾病的积极应对措施，降低头痛对生存质量的影响。希望通过本章节论述，在面对头痛时大家不再束手无策。

（复旦大学附属华山医院北院　曹　隽）

第 8 章

眩　晕

眩晕是人们日常生活中常常发生的一种主观感受，轻则如坐车坐船时产生的晕动感，重则头重脚轻，甚至发生晕厥。眩，指的是眼花；晕，指的是头晕。眩晕常常可伴随恶心、呕吐、冷汗、面色苍白，视物模糊会有自身和/或外界事物旋转的感觉。

眩晕主要分为五类，前庭中枢性病变、前庭周围性病变、精神心理性头晕、全身疾病相关性头晕、病因不明性头晕。前庭周围性病变包括耳石症、梅尼埃病、前庭神经炎。耳石症是患者发作眩晕而就诊的第一大病因；前庭中枢性病变包括脑梗死、脑出血、腔隙性脑梗死等；精神心理性头晕主要是由既往有精神心理障碍诱发所引起的；全身疾病相关性眩晕包括直立性低血压、晕动症、低血糖、贫血等疾患。除了前五类原因所致的眩晕，还包括颈性眩晕、良性复发性眩晕。

据粗略统计，因为眩晕为主诉的患者往往就诊于神经内科、五官科、心血管内科等多个学科。更有甚者因为突然起病感到恐惧而急诊求医。本章节主要讲述在短时间内造成明显眩晕的疾病以及相关的处理措施。

一、常见疾病及病因

1. 耳石症

又称良性阵发性位置性眩晕，本病的发病率在（10.7～600）/100万人，男女比例为1∶1.5～1∶2，通常40岁以上为高发人群。根据目前研究认为，年龄、高血压、骨质疏松、维生素D缺乏等可能是其发病的危险性因素。

　　谈及本病，首先要了解一下我们耳朵的构造，耳朵分为外耳、内耳及中耳三部分，耳朵的主要作用是听觉，其实耳朵还有一重要的作用就是管理人类身体的平衡。这和位置器官内耳的前庭器官有关。前庭包括了球囊、椭圆囊及三个半规管。在球囊、椭圆囊的囊壁表面上有一层耳石膜，主要由碳酸钙组成，当碳酸钙颗粒（即俗称的耳石）因为某些特殊原因（如劳累、情绪波动、头位改变等原因）脱落进入半规管内，即耳石发生了位置改变，随之带动半规管里淋巴液的流动，刺激到了半规管的毛细胞，使得其对于重力感受发生改变，就产生了眩晕。耳石掉落的原因常见于耳石的老化、头部外伤、过度劳累、剧烈噪声、药物中毒等。

　　2. 梅尼埃病

　　据统计，本病女性发病率高于男性，部分患者具有家族聚集现象。不同于耳石症，本病发病于内耳道。内耳道分为骨迷路和膜迷路，迷路内有淋巴液。如果膜迷路里的淋巴液增多（医学上称为迷路积水），便会造成眩晕，引起积水的机制可能与淋巴管的阻塞、吸收

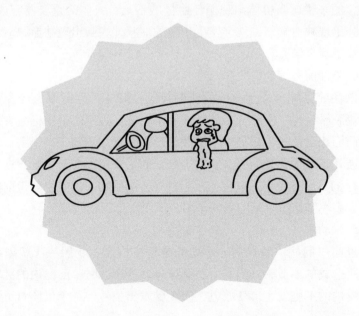

障碍有关，也可能与内耳缺血有关。造成膜迷路积水的原因有多种，可能的诱因有劳累、精神紧张、情绪波动甚至季节的变化。

3. 体位性低血压

体位性低血压指的是当从卧位变为直立体位后的 3 分钟内，血压发生下降，老年人在 3 分钟后出现明显的血压下降。本病在 65 岁以上的人群中多见，据统计，65 岁以上的人群发生率为 20%～50%，80 岁以上的人群发生率超过 25%。有调查显示，合并高血压、心力衰竭、糖尿病、帕金森病患者中发生体位性低血压的比例更高。

还有部分导致体位性低血压的原因有热暴露、药物、久卧床、久站立、妊娠等因素。热暴露是指在炎热的环境中，如温度过高的热水淋浴、高温作业等，这些是我们生活中常常碰到的。有些药物如利尿剂、降压药、抗抑郁药等通过减少循环血量的同时增加外周血量或影响交感神经从而引起药物性低血压。长期卧床及久站后，末端毛细血管缺血，造成组织氧供减少。当发生饱食后，血液集中在胃肠道，循环血量降低，在发生体位的改变时出现眩晕。怀孕时一方面循环血量快速增加，另一方面子宫增大，压迫盆腔内的血管而致回心血量减少。总的来说，当机体出现循环血量的不足，人体的重要器官如心、脑、肺出现缺血缺氧，就会发生相应的症状，大脑出现缺血缺氧便会发生眩晕甚至晕厥。

4. 急性前庭综合征

急性前庭综合征是急性发作的持续性眩晕，伴有眼震、姿势不平衡等眩晕疾患。主要分为外周性和中枢性。近年来，中枢血管源性急性前庭综合征较为多见，中枢性眩晕主要责之于脑干、小脑，其中小脑梗死是最为常见的类型。发生眩晕的主要原因在于小脑。在急诊中，有 11%～25% 患者确诊为小脑梗死。小脑梗死的发生使得前庭神经核失去小脑结节对其的制约作用，从而发生了剧烈眩晕。

5. 晕动病

也叫晕船病、晕机病。晕动病是指坐汽车、轮船或飞机时，因颠簸所造成的不适感。当发生颠簸或晃动等刺激时，前庭内的椭圆囊和球囊内的细胞发生形变放电，向大脑发出信号，每个机体对于这种刺激在不同强度下、不同时间所产生的反应不同，这便是所谓的致晕阈值，这决定了人们对于刺激的耐受程度。当超过致晕阈值时，人们就会产生晕动病症状。这个耐受程度与遗传因素、个体精神状态、体质、身处的周围环境有关。

6. 全身疾病相关性头晕：由贫血、低血糖、甲状腺功能低下或亢进、严重的心肌梗死或心律失常、心力衰竭、水电解质紊乱等情况造成的全身疾病均可造成眩晕。

二、疾病的主要症状

1. 耳石症

（1）发作特点。可反复发作，往往在数秒内发生，常常由于发生头位重力方向改变（如坐卧的改变、翻身、转头）所诱发。

（2）伴随症状。眼球震颤（眼震的方向与受累半规管相对应的眼外肌的作用方向一致）、恶心呕吐、头重脚轻、漂浮感。

（3）检查方法。目前临床诊断耳石症的主要检测手段有 Dix-Hallpike 试验、仰卧翻转试验。

Dix-Hallpike 试验也称为侧卧试验，是诊断后半规管耳石症的金标准。具体操作方法：第一步，患者头部向患侧倾斜 45°；第二步，从直立坐姿换变为仰卧位；第三步，颈部过伸，一般颈部在床水平面下 20° 左右范围。当患耳侧向地面时出现伴随扭转成分的垂直上跳性眼震，再回复到坐位后眼震的方向扭转即为阳性。

仰卧翻转试验是诊断水平半规管耳石症的重要方法，具体步骤：第一步，患者仰卧位的同时头部中立位；第二步，检查者将患者头部迅速旋转向一侧 90°；第三步，观察双眼眼震情况；第四步，无眼震或眼震消失后，再向对侧重复上述步骤。观察是否有水平的眼震。

除上述两种主要检查方法外，还有前庭功能检查、听力学检查、平衡功能检查等。

2. 梅尼埃病

（1）发作特点。发作时间有数十分钟到数小时不等，有间歇期和发作期。

（2）多急性剧烈发作，发作时伴单侧耳鸣，耳内可如蝉鸣、风声、铃声等。在发作期出现听力的损失，一般发生于一侧耳朵，相对于另一侧，患耳对同一纯音可以听成另一种不同音调与音色的声音。患耳内还可出现胀闷、压迫甚至瘙痒、疼痛的感觉。常伴随有恶心、呕吐、出冷汗、脸色苍白等，发作时间不超过 2 周。间歇期无眩晕，但可有平衡障碍，听力正常，早期发病无耳闷耳胀，长期发作者耳闷耳胀可能持续存在。

（3）检查方法。包括耳镜检查、纯音测听、听力学检查（脱水剂试验）、前庭功能检查、耳鸣检查及免疫学检查、遗传学检查等。

3. 体位性低血压

（1）发作特点。发作时间维持数秒或 1～2 分钟后恢复，轻症患者需要原地站立许久才能缓解，重症则需要再次变为卧位才能缓解。

（2）本病在老年人中常见，由于脑供血不足，加之体位的改变，回心血量减少，血压下降，所以常见头晕、目眩的症状，卧床时间较久很难发现，可能仅有视觉变化、混乱及认知功能障碍，从而增加这类人群患急性心肌梗死、心力衰竭、脑卒中的风险。

（3）检查方法。首先检查患者平卧位时的血压情况，当患者体位由卧位变为直立位时保持 3 分钟，然后继续测患者直立位的血压，如果收缩压较平卧位下降 20 毫米汞柱，舒张压下降 10 毫米汞柱，即可诊断为体位性低血压。

4. 急性前庭综合征

（1）发作特点。孤立性眩晕、眼震、姿势不稳。

（2）本病患者可见自发性眼震、方向改变的凝视诱发眼震、反常的摇头眼震，对距离辨别能力差，共济失调。

（3）由于本病目前多发于小脑梗死患者，故头颅 CT、头颅 MRI、脑部血管造影等都能明确发现相关病灶部位。

5. 晕动病

（1）发作特点。本病由乘车、船、飞机等交通工具的颠簸运动诱发，可在数分钟至数小时后发生。

（2）发病之初会有上腹不适、恶心、面色苍白、出冷汗等，继则发生眩晕、呕吐。还可有眼球震颤的现象。一般在停止运行或减速后上述症状会有不同程度减轻。另外，疲劳、紧张焦虑的情绪、乘坐环境的不适及车辆（船只、飞机等）的过快加速/减速都会成为诱发或加重症状的因素。

（3）检查方法。通过冷热温度试验、转椅检查可以判断本病。通常情况下，患者很少到医院通过专业检查来确诊，因为这类患者往往通过日常生活中有明显相似诱因的反复发作经验而可自行得出结论。

三、紧急处理

眩晕的治疗原则是在眩晕发作时以控制症状为主。药物治疗以前庭抑制剂为主，我们常见的药物有晕海宁、安定等，可以有效控制眩晕发作。

1. 耳石症

最有效的治疗方法是耳石复位。一种是 Eply 手法，另一种为解脱手法。这两种手法通过解脱黏附在半规管上的耳石或通过把漂浮的耳石移出半规管为作用机制恢复耳石正常位置，从而解除眩晕。两种治疗手法可经过医师判定患耳位置后，在医师辅助下进行手法复位。

Eply 手法是耳石掉入后半规管主要的治疗方法。第一步，耳石症患者端坐于床上；第二步，医师将患者的头部向患耳侧转 45°，这时医师使患者迅速向后躺下，并在患者肩下垫枕，使颈部过伸，头部放到床面上，患耳向下，保持这个位置至少 30 秒或者直至患者眼震消失；第三步，将患者头逐渐转正，继续向对侧转 45°，保持头位 30秒以上；第四步，患者头与躯干同时向健侧转 90°，这个动作需要维持 30 秒以上；第五步，患者头转向正前方，患者缓慢坐起，头直位。

解脱手法在家中即可完成。第一步，耳石症患者端坐在床沿，头转向健侧 45°；第二步，快速向患侧躺下，保持头位 30 秒以上；第三步，快速向对侧翻转 180°，保持头向下转 45°，维持 1 分钟后做起。但是解脱手法对于眩晕感觉较为严重的患者、老年患者、肥胖患者难度系数较大。

2. 梅尼埃病

发作期治疗以控制眩晕、对症治疗为主。常选择前庭神经抑制剂药物来作为急性起病的治疗药物，常常使用的药物有地西泮、苯海拉明等，还有些对症药物如缓解恶心、呕吐症状的 654-2（山莨菪碱）等。

3. 体位性低血压

一旦发生体位性低血压，特别是老年患者跌倒、摔伤风险较高，在发现及时情况下首先扶至空气流通处平躺，出现跌倒、摔伤情况建议就近就诊，评估患者是否出现骨折、挫伤的情况。若出现意识不清，立即送往医院进行专业救治。

4. 晕动病

发病时患者首先应闭目休息，条件允许下采用仰卧位。坐位时，可以将头部紧靠在椅背或者固定物体上，避免再受到较大幅度的摇摆晃动刺激。可以适当进行交通工具内的通风。

 四、 小贴士

1. 耳石症

耳石症是一种自限性疾病，大多可以自愈，避免特定发作位置可以起到预防作用，减少反复发作。一般而言，输液药物治疗并不能根治耳石症的复发与发作，主要还是通过手法复位治疗。耳石症患者需要积极随访，治疗后如出现了听力减弱、步态异常、恶心呕吐等，仍需要尽快就医。

2. 梅尼埃病

大多患者有恐惧、焦虑的情绪，应尝试情绪的疏导，避免不良情绪，保持生活作息规律，减少摄入咖啡因、烟酒等。在间歇期最主要减少、控制或预防眩晕发作，保护内耳的功能。根据情况可以口服减少迷路积水、改善内耳血供、调节免疫功能的药物，甚至手术治疗。

3.体位性低血压

（1）老年患者站立时动作要缓慢，切忌快速站立，站立前可以稍微活动肢体，卧位时可先缓慢坐起，随后缓缓站立。

（2）避免洗澡水过热或时间过长。

（3）发生体位性低血压时，首先选择坐下或躺下。

（4）由于减少进食进水造成身体虚弱者，可借由他人搀扶做站立活动。

4.晕动病

建议在乘坐交通工具前，口服一些抗晕的药物，如晕海宁。避免易患诱因，如劳累、饥饿、饱食、乘坐时阅读等，不要过于紧张和担忧症状的发生，过度焦虑和心理暗示往往会诱发或加重症状。易晕车者乘坐中、大型汽车时应尽量避开车尾部及车轮部位的座位，以减少车辆颠簸的影响；乘坐小汽车时可请驾驶员尽量平缓地加速、减速和转弯，以减少不适感；尽量避免乘坐运动型跑车、吉普车及越野车。易晕船者必须乘坐轮船时应减少在上层甲板和两侧船舷部位的活动和逗留；尽可能避免乘坐小型快艇。易晕机者，如条件许可，应尽量选择宽体客机、选择机舱中前部的座位。儿童、青少年晕动病患者，应积极参加各类体育锻炼，通过多样的运动锻炼可以增强和完善前庭平衡功能，减轻晕动病症状或减少其发生。

（上海中医药大学附属曙光医院　张怡洁）

第 9 章

吐　血

　　我们经常会遇到一些人在咳嗽时咳出血，或者在腹痛呕吐后呕出血，因此吐血主要可表现为呼吸道所致的咯血，也可由上消化道呕血所致。

　　呕血指发生在屈氏韧带以上，主要是胃、十二指肠、食管的急性上消化道出血。咯血是血液经口咳出的过程，出血部位主要在下呼吸道（主要包括气管、支气管以及肺），吐血可以是呼吸道疾病所致，也可由消化道疾病、创伤或其他全身性的疾病所引起。

一、常见疾病及病因

　　1. 消化系统疾病

　　（1）食管疾病。主要包括反流性食管炎、食管溃疡、腐蚀性食管炎、感染性食管炎、食管憩室炎、食管肿瘤、食管裂孔疝、食管贲门撕裂综合征（Mallory-Weisssyndrome）、食管内化学或物理损伤等。

　　（2）胃部疾病。常见原因包括急性出血性胃炎、胃溃疡、胃癌等。

　　（3）十二指肠疾病。主要有十二指肠溃疡、十二指肠炎或憩室、钩虫病等。

　　（4）门静脉高压。主要有肝硬化（肝炎所致肝硬化、血吸虫肝硬化、酒精性肝硬化、药物性肝硬化、淤血性肝硬化、肝豆状核变性后肝硬化等）、门静脉阻塞（门静脉炎、门静脉血栓形成、门静脉癌栓或肿瘤压迫等）、肝静脉阻塞。

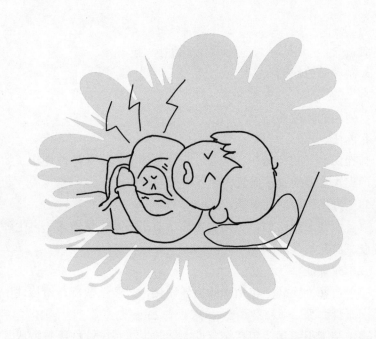

（5）肠道血管畸形、胆道疾病（胆道出血、化脓性胆管炎、胆管癌、胆道损伤等）。

当上述疾病损伤动静脉或富含血管的组织，即可引起呕血。而当动脉血管破溃时，就会导致威胁生命的大出血。此时常伴有黑便、血便、发热乃至脱水休克的表现（如心率快、血压低、口干和皮肤血管弹性充盈差）。大部分患者有恶心、腹痛等上腹部不适病史，且在进食或服抑酸药后缓解。还有部分患者有酗酒以及服用非甾体类解热镇痛药物史。

2. 呼吸系统疾病

（1）肺部感染。这是导致咯血最常见的原因。常见疾病有支气管炎、肺炎（细菌、真菌、寄生虫）、肺结核、支气管扩张、囊性纤维化和肺脓肿等。

（2）肺部肿瘤。肺癌、支气管腺瘤、肺转移癌或绒毛膜上皮细胞癌、恶性葡萄胎肺转移和 Kaposi 肉瘤等。

这些因素使得病变部位的毛细血管渗透性增高或黏膜下血管破溃，从而导致出血。此外，人免疫缺陷病毒和流感病毒感染也可以引起出血。

3. 循环系统疾病

常见的疾病有二尖瓣狭窄、肺梗死、充血性心力衰竭、先天性心脏病、肺动静脉瘘等。

4. 创伤

肺挫伤、异物穿透伤，气管、支气管撕裂伤，医源性创伤（如肺活检、支气管镜检查、血管内导管造成的创伤）。

5. 全身出血倾向性疾病

（1）血液系统疾病。包括白血病、血小板减少性紫癜、再生障碍性贫血、血友病等。

（2）尿毒症。

（3）血管性疾病。包括动脉粥样硬化、过敏性紫癜、遗传性出血性毛细血管症等。

（4）结缔组织病。包括结节性大动脉炎、系统性红斑狼疮或其他血管炎等。

（5）应激状态。包括严重急性感染、外伤与大手术后、休克、肾上腺皮质激素治疗、烧伤、脑血管意外、重症心力衰竭等引起的应激状态导致的出血。

二、疾病的主要症状

呕血的患者大多先出现恶心，之后出现吐血，而后排出黑便。其中十二指肠疾病所致的出血只有黑便，多无呕血，而食管或胃出血常同时伴有呕血和黑便。出血量和在胃中的停留时间决定了呕吐血液的性质。如果出血量大且胃内停留时间短，呕吐物呈鲜红或深红色；如果出血量很少并长时间停留在胃中，呕吐物就像咖啡渣一样呈棕黑色。

当上消化道出血小于800～1 000毫升时，患者可能只有呕血和黑便、皮肤苍白、眩晕、口渴、虚弱、冷汗、脉搏过快、心慌等急性出血性贫血的症状。如果出血进一步加重或者出血速度过快过多时，除了上述症状外，还有脉搏微弱、呼吸急促、血压下降和休克等急性外周循环功能不全的征候。

此外，引起上消化道出血的原发疾病如为消化道溃疡，可有上腹疼痛或局部压痛；肝硬化引起时，可见黄疸、蜘蛛痣、肝掌和肝脾大；胃癌引起者，表现为严重营养不良、上腹部肿块，有时可在左锁骨上触及肿大淋巴结。此外，活动性消化道出血时肠鸣音常活跃。

咯血常伴有发热（常为呼吸道感染性疾病引起）、脓痰（支气管扩张特征性表现）、呼吸困难、胸膜炎胸痛、阴道出血、皮肤黏膜出血、鼻塞和头痛等。通常，大咯血是指一次咯血超过 300 毫升，或 24 小时内咯血超过 500 毫升。初步评估应与患者的生命体征等基础情况相结合，包括营养状况、肤色、脉搏、呼吸、血压以及是否有意识丧失等。而对于那些患有慢性疾病的老年人或免疫低下的人，即使少量咯血也会导致窒息和死亡。

三、紧急处理

1. 消化道大出血的院前救治

对于消化道大出血患者的紧急处理，主要取决于失血的速度以及失血量的多少。

（1）患者立即卧床。出血后需立即卧床休息，不宜低头高脚，避免影响呼吸，保持冷静，并尽量缓和紧张情绪，注意保暖。

（2）禁食和禁水。因为进食和饮水不仅加重了病变部位的出血，而且还增加了入院后内镜检查和治疗的难度。

（3）保持呼吸道通畅。这是家庭救援中最重要的。因为患者呕吐的血液或胃内容物如果吸入呼吸道可能会引起窒息或吸入性肺炎，特别是在低血压、失去意识和基础情况较差的老年患者中尤其容易发生。因此，当患者呕血时应将头部转向一侧以避免误吸，并及时清理口腔内容物。

2. 大咯血的院前救治

除了咯血量和出血速度之外，大量咯血对人体的影响也与患者的一般状况有关。如果患者长期患病，就算是出血量少于 300 毫升，也有可能是致命的。

窒息和失血性休克是大咯血的主要致死性风险。间接风险是由肺不张引起的继发性肺部感染或血凝块支气管阻塞。

一般而言，急诊处理主要取决于大咯血的严重程度和原发病的情况。目的包括制止出血、预防气道阻塞、维持患者的生命功能、治疗原发疾病。

（1）保持情绪平稳，不要惊慌，头偏向一侧，鼓励患者轻轻咳出血液，以免血液滞留在呼吸道。如果已知病变的部位，则采取侧卧位（侧向病变所在一侧）以防止血液流入健侧的肺部。如果出血部位未知，则采取仰卧位并将头部向一侧倾斜以防止窒息。

（2）保持镇定，避免情绪紧张，应给予安慰，必要时可以给予少量的镇静剂，如口服地西泮等。

（3）严重咳嗽和严重咯血的患者可给予适量的镇咳药物，但必须谨慎，禁用强力的镇静止咳药，以免过度抑制咳嗽中枢使气道瘀血，引起窒息。

（4）密切观察患者病情变化，如咯血量、呼吸情况、脉搏等，防止发生休克。

（5）不要用力排便，以避免咯血加重。

（6）保持呼吸道畅通。如果患者感到胸闷、气短和喘息，请帮助患者清除口腔、鼻咽部的分泌物，并保持室内空气流通，有条件时给予氧气。

（7）如果大咯血患者发生窒息，应立即体位引流，采取头低脚高位（可将床尾抬高约 45°），或侧头轻拍背部。

经初步施救后，咯血症状趋于平稳。此时患者的血压、脉搏和呼吸相对稳定，应尽快将患者送往附近医院进行进一步治疗。如果出血不止，或出现呼吸衰竭、不能自行清除气道内积血和梗阻时，应及时行气管插管。当转移条件允许时，仍需要送医院进行氧疗和心电监测、止血、输血、输液，对症治疗和病因治疗。

四、小贴士

1. 预防咯血原则：预防感冒，合理休息，不可过劳。量力而为、劳逸结合。提倡慢跑等较为舒缓的运动，切忌急走等剧烈的活动。

2. 预防呕血原则：软化饮食，禁忌粗粮。饮食建议少食多餐，细嚼慢咽，不宜过饥过饱。应以稀软易消化且富含营养的食物为宜。患者还应禁辛辣、油煎食品。

3. 有呕血或咯血危险因素的患者应放松情绪，戒烟戒酒，合理用药。

（上海交通大学医学院附属仁济医院南院　何双军）

第 10 章

急 性 皮 疹

皮疹是指皮肤上的一切不同于正常皮肤的生理性及病理性改变。皮疹具有多种多样的表现形式，可以表现为皮肤局部的颜色改变、表面隆起、脱屑或发生水泡等。患者可以有瘙痒、疼痛、烧灼、麻木、感觉丧失（即使刺激皮肤也毫无感觉）或没有任何异常感觉（能感觉到正常刺激）。皮疹的种类和发病原因非常多，需要根据不同情况进行鉴别。

皮疹很容易被人忽视，尤其是那些没有任何感觉异常的皮疹，甚至很多人会认为皮疹都是小毛病，不需要看医生。其实皮疹的病因中隐藏着很多致命性的疾病。例如皮肤紫癜（皮肤黏膜的瘀点瘀斑），紫

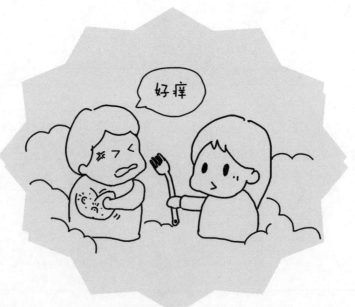

癜的病因包括血小板减少性和过敏性，而血小板减少性紫癜有严重的出血倾向，如不及时治疗有可能会引起脑出血、消化道大出血等，危及生命；过敏性皮疹也可能并发严重的过敏性休克（严重过敏导致血压下降甚至丧失意识）、喉头水肿、支气管哮喘、表皮松解坏死型药疹（死亡率超过 30%）等，均有致命风险。感染引起的皮疹中，包括婴幼儿常见的葡萄球菌性烫伤样皮肤综合征、手足口病，人群普遍易感的皮肤炭疽、皮肤型鼠疫等。自身免疫性皮疹中，系统性红斑狼疮、皮肌炎等如不及时治疗会累及到全身各个器官，引起器官衰竭。这样的例子不胜枚举，所以一旦发现皮疹建议及时就医明确病因。

　　本章节我们主要介绍急性起病的皮疹，这些疾病不容忽视，需要及时急诊处理，也是院前急救非常重要的一个内容。

一　常见疾病及病因

　　1. 感染性皮疹

　　（1）病毒性皮疹。包括水痘和带状疱疹（水痘-带状疱疹病毒）、麻疹（麻疹病毒）、急疹（疱疹病毒包括单纯疱疹病毒、EB病毒、巨细胞病毒等100余种）、手足口病（20多种肠道病毒）、其他肠道病毒疹（埃可病毒等）、登革热（登革病毒）、风疹（风疹病毒）等。

　　（2）细菌性皮疹。包括葡萄球菌性烫伤样皮肤综合征（金黄色葡萄球菌）、播散性皮肤结核（结核分枝杆菌）、猩红热（A组溶血性链球菌）、伤寒（伤寒杆菌）、副伤寒（副伤寒杆菌）、丹毒（A组 β 溶血性链球菌等）等。

　　（3）其他病原体皮疹。包括莱姆病（蜱虫媒介螺旋体）、斑疹伤寒（伤寒立克次体）、疥疮（人型疥螨）等。

　　感染性皮疹病原体非常庞杂无法完全罗列，绝大部分具有传染性，其传播途径也多种多样，包括空气飞沫传播、经水经食物传播、虫媒传播（蚊、蚤、虱、蜱、恙虫、蝇等，部分也会引起过敏性皮疹）、直接和间接接触传播等。有些感染性皮疹病情危重，需要急诊处理，有些虽不属于急诊治疗范围，但有传染性（亲友、同事等），故有必要及时就诊明确病因，必要时采取相应的隔离措施。

2. 过敏性皮疹

这可能是老百姓最熟知的急性皮疹病因，由过敏原进入表皮或体内引起的皮肤病，包括饮食、吸入、接触和药物过敏。这里需要提一下过敏体质，有些人可能认为过敏是天生的，其实过敏也受后天免疫力影响。20世纪90年代，我国很少有过敏性鼻炎患者，目前我国过敏性鼻炎的发病率接近30%，近3亿人有过敏性鼻炎，而且患病率在不断上涨。一项国际过敏性疾病的流行病学研究发现，过敏性鼻炎发病率最高的国家和地区分别为澳大利亚、新加坡、新西兰、韩国、加拿大、英国和美国，以及中国香港、台湾地区，说明越是发达、生活越精细的地区，过敏的发病率越高。随着社会进步，越来越多的人受到过敏的困扰，过敏性皮疹也十分常见。而严重的过敏性皮炎会引起过敏性休克、表皮松解坏死、剥脱性皮炎等，都属于急救范围。

3. 紫癜

单独列出紫癜是因为紫癜发病较急，无论是过敏性紫癜还是血小板减少性紫癜均可能危及生命。

（1）过敏性紫癜。属于超敏反应性毛细血管和细小血管炎，可由感染、食物、药物、恶性肿瘤和自身免疫性疾病等多种病因导致。重症过敏性紫癜可表现为腹型和肾型，造成便血、肠套叠、肠穿孔、血尿、肾功能损害等多种严重后果。

（2）血小板减少性紫癜。属于血液系统疾病，但因其初期表现常为皮肤紫癜，这里把其归为急性皮疹。该病为血小板减少的出血性疾病，可并发鼻出血、牙出血、尿出血，严重时可并发消化道大出血、脑出血等。

二、疾病的主要症状

1. 症状

（1）瘙痒。皮疹最常见的症状，其表现可轻可重，可以为持续性或间歇性，可以局部瘙痒或全身性瘙痒。常见于过敏性皮疹、虫媒性皮疹、部分病毒性皮疹（水痘），同时伴有全身性疾病如糖尿病、肝肾功能不全。恶性肿瘤也可以引起瘙痒。

（2）疼痛。可表现为刀割样、针刺样、电击样、烧灼样等疼痛，常见于带状疱疹、皮肤化脓性感染、结节性皮疹、其他疱疹、轻度烧烫化学伤等。

（3）麻木、异常感觉、感觉迟钝甚至丧失，如严重的物理性皮疹（损坏末梢神经）。

（4）无异常感觉。血小板减少性紫癜局部皮疹无异常感觉。

（5）其他并发症状。感染性皮疹常伴发热、上呼吸道症状、淋巴结肿大、腹泻等；过敏性皮疹常有饮食、接触、用药史；结缔组织疾病可伴有发热、关节痛、肌肉痛等；物理性皮疹伴有相关物理因素接触史。

2.体征

（1）斑疹。皮肤黏膜局部颜色改变，与周围皮肤表面齐平，无隆起或凹陷。直径超过10毫米则称之为斑片。包括丹毒（红斑）、紫癜（瘀点＜2毫米，瘀斑＞2毫米）。如果大量出血并积聚于皮肤及皮下组织则称为血肿。

（2）丘疹。小于10毫米的表浅隆起型皮疹，大于10毫米称之为斑块，其触感为实质性。可见于虫咬、部分过敏性皮疹。

（3）风团。皮肤暂时性、隆起性皮疹，可呈红色或苍白色，周围常伴红晕，且大小不一，形态不规则。发作时此起彼伏，一处消退后另一处又发出，伴有剧烈瘙痒感。常见于一过性过敏性皮疹、虫咬性皮疹或血管神经性水肿（对温度、压力或阳光过敏，大片局限性皮下水肿）。

（4）水疱。局部隆起内含液体的腔隙皮疹，小于10毫米称之为水泡，大于10毫米称之为大疱，内含血液称之为血疱。通常是由刺激引起，如过敏性皮疹、物理性皮疹、虫咬性皮疹或病毒性皮疹（水痘，带状疱疹等）。丘疹顶部伴有水疱则称之为丘疱疹。

（5）脓疱。局部隆起内含脓液的腔隙皮疹，可由细菌感染形成

（脓疱疮）。如果水疱继发感染也可形成脓疱。

（6）紫癜。皮肤、黏膜之下出血引起的瘀点瘀斑，压之不褪色。

3.常见急性皮疹主要表现

（1）过敏性皮疹

1）接触性过敏　主要见于化妆品，还有首饰、手表、眼镜架、拖鞋凉鞋、化纤布料、外用药物、化学品等。皮肤直接接触上述物质后，局部接触部位极度瘙痒、疼痛，出现丘疹、斑疹，甚至可有水疱、脱屑等表现，尤其是眼睑部位皮肤比较薄嫩，过敏后会引起明显的水肿。接触性过敏较少并发全身症状，如过敏性休克、过敏性哮喘等。

2）饮食过敏　常见引起过敏的食物有花生、贝壳类、鸡蛋、牛奶、牛肉、鸡肉、鳕鱼、虾、螃蟹、蘑菇、大豆、西红柿、小麦、玉米等。由于过敏原直接进入体内，如进食量较多，过敏反应通常比较严重，可引起周身散在瘙痒，出现风团、丘疹、斑块、水疱，或全身散在点状密集皮疹。更严重时引起全身症状，如过敏性休克、喉头水肿、过敏性哮喘、肝肾损害、腹痛、脑水肿等。

3）吸入过敏　常见引起过敏的吸入物有花粉、尘螨（粉尘螨、屋尘螨）、动物毛皮、曲霉菌、青霉菌、榆杨柳树等。吸入性过敏主要表现为呼吸道症状，包括过敏性哮喘、喉头水肿等，也可伴有全身瘙痒、划痕症，或伴有风团、丘疹等，重症时也会有全身症状表现。

4）药物过敏　包括口服和注射（包括皮下注射、肌肉注射和静脉注射）类药物，外用药归于接触性过敏。随着医药事业的发展、越来越多新药的应用，药疹呈增多的趋势，常见致敏的药物有解热镇痛药、抗生素（磺胺类、青霉素最为常见）、抗癫痫药、抗痛风药、镇静安眠药等。可以表现为风团、斑丘疹、全身皮肤红肿、过敏性休克、过敏性哮喘、过敏性紫癜、出血，可伴有发热（药物热）、淋巴结肿大、肝肾损害、关节肿痛等。重症药疹则有大疱性表皮松解症、红皮病型药疹（剥脱性皮炎）、多形性红斑型药疹，多见于使用卡马西平、别嘌醇、苯巴比妥等。由于药疹通常病情较重，故一旦发生需要立即就诊，且要牢记引起过敏的药物名称（记录在病历本首页），以后就诊时要告知医生。

5）虫叮咬过敏　局部可引起丘疹、丘疱疹等，严重时会引起过敏性休克（马蜂、蜜蜂或其他毒虫等）。

（2）水痘和带状疱疹

水痘和带状疱疹是感染了同一种病毒（即水痘-带状疱疹病毒）引起的不同表现的两种疾病。初次感染此病毒会引起水痘，之后病毒潜伏在体内，部分患者在后期病毒再次激活时会引起不同部位的带状疱疹。

1）水痘具有高度传染性，常见于儿童，也有部分成人患者，且病情比儿童重，病程比儿童长。婴幼儿症状较轻，通常仅有皮疹，或同时伴有低热和全身不适；年长儿童和成人的症状则可先有发热、头痛、咽痛、咳嗽、恶心、胃口差等，持续 1～2 天后出现皮疹。皮疹通常先出现于头部和躯干，之后发展到面部和四肢，初期为斑疹，很快变为丘疹并发展成丘疱疹、水疱，周围伴有红晕，水疱处常有瘙痒。一般病程为 1～2 周，成人患病较重，容易并发水痘肺炎，孕妇感染容易造成胎儿畸形、早产甚至死胎。部分重症水痘表现为播散性水痘（大疱）、出血性水痘（血疱），病情十分危重。

患者是唯一的传染源，其上呼吸道和水疱液体中均含有病毒，发病前 1～2 天至水疱完全结痂为止都具有传染性。可通过呼吸道飞沫传播，直接或间接接触患者而传染，接触带状疱疹患者也可能患水痘。

2）带状疱疹表现为沿体表神经分布的相应区域皮肤出现呈带状的成簇水疱，一般为身体单侧发作。发病初期可有低热和全身不适，随后出现沿神经分布的局部皮肤烧灼感、疼痛和感觉异常，1～3 天后出现斑丘疹，迅速发展为水疱，伴有局部病变区域显著的神经痛。病程通常为 4～6 周，年老、抵抗力低下患者可持续数月。重症可发展为带状疱疹肺炎和脑炎，死亡率高。

（3）麻疹

由麻疹病毒引起的传染病，属于我国法定乙类传染病，一旦确诊需要上报当地疾病预防控制中心，并采取相应隔离措施。由于我国1985 年开始在全国范围内普及婴幼儿接种麻疹疫苗，目前麻疹的发病率已基本得到了控制。

麻疹发病初期表现为发热，伴有流涕、流泪、咳嗽、眼结膜红肿充血、畏光、咽痛等，部分儿童可有呕吐、腹泻、头痛等。2～3天左右90%患者会出现口腔黏膜麻疹斑（又称科氏斑），位于两侧口腔颊黏膜，呈0.5～1毫米大小的散在小白点，周围伴红晕。一般3～4天后出现皮疹，发疹顺序为耳后、发际，逐渐到颜面、颈部，再自上而下至胸部、腹部、背部及四肢，2～3天逐渐遍及全身到达手掌及足底。大部分皮疹为淡红色斑丘疹，大小不一，后期逐渐融合，颜色变暗。皮疹达高峰时期，发热超过40℃。重症可并发肝脾肿大、意识障碍、呼吸衰竭、心肌炎等。皮疹一般持续1～2周。

麻疹患者是唯一的传染源，其唾沫、鼻涕、痰液、泪液均含有病毒，发病前2天至皮疹出现后5天均具有传染性。

（4）手足口病

由一组肠道病毒（以柯萨奇A组16型和肠道病毒71型最常见）引起的发疹性传染病。多发于10岁以下儿童，也有少数成人患者。好发于夏秋季。手足口病属于我国丙类传染病，同样受疾病预防控制中心监控。

手足口病约半数患者同时伴有发热、乏力、胃口差、恶心、呕吐、腹痛等，也可出现流涕、喷嚏、咳嗽、咽痛等感冒症状。口腔黏膜皮疹常首先出现，位于两侧颊部、口唇、舌头，呈粟米样斑丘疹或水疱，伴有红晕。手、足、臀部、躯干、四肢出现成簇斑丘疹或水疱，并不是所有患者同时有手、足、口皮疹。病程5～10天。年幼婴儿中易出现重症病例，早期即可出现病毒性脑炎、脑膜炎、脑脊髓炎、肺水肿等，存活后部分留有后遗症。极少数病情危重可致死亡。

手足口病主要为粪—口传播，其次为呼吸道飞沫传播，苍蝇、蟑螂等间接传播。手足口病传染性强，容易引起托儿所、幼儿园等集体病例。

（5）葡萄球菌性烫伤样皮肤综合征

由金黄色葡萄球菌所致的一种严重皮肤感染。多发生于刚出生数周的婴儿，偶见成年患者。

葡萄球菌性烫伤样皮肤综合征起病迅速，初期在口唇周围或眼睑周围出现红斑，迅速发展到躯干和四肢，甚至全身发疹，伴有明显的触痛感。红斑短时间内出现大疱，且大疱处表皮极其松弛，稍摩擦即可大片剥脱、结痂，也可见大片痂皮脱落。手足皮肤可成片脱落，脱落处皮肤糜烂像戴了深红色手套或袜套。患者常伴有发热、呕吐、腹泻等症状，重症者并发肺炎、脓毒血症、坏疽等，死亡率较高。

（6）紫癜

1）过敏性紫癜　发病前常有接触过敏原等诱因。好发于儿童及青少年，皮疹多见于下肢伸侧及臀部、踝关节周围。皮疹表现为针头至黄豆大小瘀点、瘀斑，压之不褪色。可伴有发热、头痛、关节痛，腹型紫癜者有腹痛、呕吐、血便等消化道症状，肾型紫癜有血尿、蛋白尿等。

2）血小板减少性紫癜　急性起病者常见于儿童，可伴有发热、畏寒、鼻出血、牙龈出血、尿血、便血、广泛皮肤黏膜紫癜，甚至呈大片瘀斑，皮疹多为全身性，以四肢、面部多见，分布均匀。严重者可并发颅内出血。年轻女性常慢性起病，症状较轻，易反复发作。每次出血可持续数天到数月。皮肤紫癜、瘀斑、瘀点下肢远端多见。可伴有鼻腔、牙龈、口腔黏膜出血，女性有时唯一的症状是月经量过多。

三、紧急处理

急性皮疹发病率总体呈上升趋势，部分严重病例还会危及生命，而且一旦患有传染性疾病，会影响身边人的身心健康。所以对于急性皮疹的防治尤为重要。

1. 皮疹的一般处理

（1）任何类型的皮疹，均应该避免抓挠、刺激，否则很容易损伤皮肤，造成皮肤屏障破坏，导致继发感染。瘙痒特别严重的应在医生指导下选用正确的止痒剂、保护剂，切勿胡乱用药。患者夜间因熟睡往往会无意识地去抓挠，故应剪短指甲、打磨尖锐处。对于幼儿最好能戴上手套防止抓挠。

（2）皮疹处衣服选择宽松、质软、棉质的衣物，避免过紧、化纤、丝质和带毛的织品，要经常更换衣物。发疹时不要佩戴首饰、发箍等装饰品。

（3）尽量减少洗澡次数，以清水洗澡，避免沐浴露、肥皂等清洗剂。

（4）忌辛辣刺激类饮食，忌海鲜、菌菇、笋类、热性水果等发性食物和油腻食物，忌烟忌酒忌咖啡浓茶。民间传说，在皮疹期多吃酱油会引起色素沉着，造成后期留痕，这并没有科学依据。不过发疹期是应少食酱油，因为盐分过多也会引起皮肤刺激，容易使皮肤脱水。

（5）加强通便，发疹时尤其要保持大便通畅，避免肠道残留物释放毒素加重皮疹。必要时需要使用泻药。

（6）不要擅自涂抹药剂，如清凉油、牙膏、爽肤水、红药水等，因不同药剂种类不同，酸碱度不同，有些还有刺激性，甚至会引起中毒。需要在医生指导下正确用药。

（7）注意其他伴随症状，包括观察有无发热，有无咽痛、流涕、咳嗽等呼吸道症状，有无腹痛、腹泻、恶心、呕吐等胃肠道症状，有无关节痛、肌肉痛等其他症状。

2. 常见急性皮疹的应对处理

（1）过敏性皮疹。一旦发生，要立即停止接触过敏原。接触过敏者要立即脱除致敏衣物、首饰，如化妆品过敏则用大量清水冲洗；饮食过敏者则吐出口内食物，用清水或饮用水反复漱口，以防残渣导致口腔、咽喉部水肿，必要时可予以催吐；吸入过敏者，如有既往病史，进入可疑致敏环境要戴好口罩，要常备哮喘气雾剂（如沙丁胺醇气雾剂等），以防急性哮喘导致呼吸困难，及时离开致敏的环境；药物过敏者，在医院静脉注射药物时若有不适感应及时通知医生护士，若在家口服药物过敏者处理方法同饮食过敏；毒虫叮咬过敏者，可参见本书"蜇咬伤"章节相关内容，并及时就医。

过敏性皮疹只要有全身其他症状，如咽部不适、呼吸困难、头晕头痛、眼花、心悸胸闷、腹痛、发热、皮疹范围大累及部位多（四

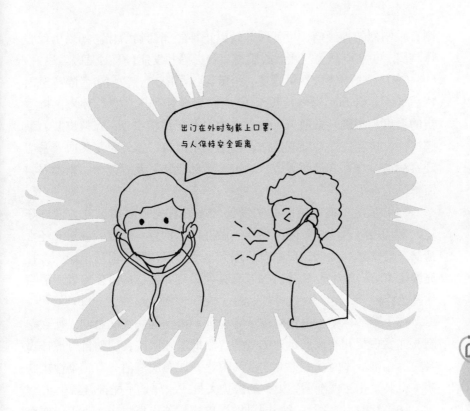

肢、躯干、颜面部）等均需及时就医。

目前很多医院都有常见过敏原检测，包括数十种、数百种、数千种等不同检测项目。如有较严重过敏体质者尽量做全过敏原测试，生活中避免接触过敏物质，做好皮肤防护措施。

药物方面，青霉素用药前需要皮试，不同医院或者用药相隔3天以上都需要重新做皮试，这是因为不同批次的青霉素药品都有可能引起患者过敏反应。

（2）水痘和带状疱疹。因其水疱内液体具有强烈传染性，故强调禁止抓挠、刺激、勤换衣物、勤剪指甲，预防感染，避免传染给周围人士，必要时对患者进行有效隔离。局部治疗以止痒和防止感染为主，可外搽炉甘石洗剂、阿昔洛韦乳膏。水痘时常伴有发热，尽量以物理降温为主（多饮温水发汗、排尿，予以冰贴、冰袋降温等）；带状疱疹则有较剧烈的神经痛，可就医并处以止神经痛药物治疗。如果出现心悸胸闷、头痛剧烈等需注意心肌炎、脑炎等并发症，及时就医。

（3）麻疹。要做到早发现、早就医、早隔离。轻症患者隔离至出疹后5天，合并肺炎者延长至10天。患者要卧床休息，环境保持适当的温度和湿度，常通风，饮食清淡，补充足量水分；保持皮肤、黏膜清洁，口腔应保持湿润清洁，可用盐水漱口，每天重复几次。密切观察病情，合并其他呼吸道、心脏、头部症状，及时就诊。患者衣物需暴晒消毒。

（4）手足口病。由于儿童发病较多，首先需隔离患儿，消毒环境，密切接触者应注意隔离观察。做好口腔护理。衣服、被褥要经常清洁，臀部伴有皮疹，应随时清理大小便，保持臀部清洁干燥。多补充维生素B、维生素C等。如若有其他系统并发症的重症患者一般需住院治疗。

（5）葡萄球菌性烫伤样皮肤综合征。由于此病发病急剧，死亡率高，如发现婴儿有发展迅速的皮疹，立即送往医院，切勿自行擦抹爽身粉等药剂。平时注意婴儿的清洁卫生，尿布应清洁，有感染性皮肤病（尤其是化脓性细菌感染）的医护人员或家属均不能接触新生儿。

（6）紫癜。过敏性紫癜同过敏性皮疹，若出现腹痛、腹泻、便血等腹型紫癜表现，腰痛、血尿等肾型紫癜表现，务必及时就诊。

血小板减少性紫癜，要卧床休息，减少走动，避免外伤跌倒碰撞等引起出血不止。饮食需易于消化，可予以软食或半流饮食，忌硬食及粗纤维食物，以免引起消化道出血。保持大便通畅，切忌用力排大便，遇到便秘等情况，可口服导泻药、外用开塞露等进行通便。避免情绪激动，控制血压，以防脑出血。

 四、小贴士

1. 预防

"上工治未病"，防患于未然，任何时候都必须坚持疾病预防为主的方针。"预则立，不预则废"，开展良好的预防工作可以明显减少急性皮疹的发生和流行。加强皮肤保健是我们每个人都应该重视的。应做到：

（1）良好的生活习惯

1）情绪稳定舒畅　良好的精神状态，情绪乐观、稳定可使皮肤红润，容光焕发。而抑郁、焦虑等负面情绪会加速皮肤衰老，使面色暗沉。

2）睡眠充足优质　良好的睡眠习惯会维持皮肤新陈代谢的规律，维持生物钟稳定，利于消除疲劳，恢复皮肤活力。建议成人每日应保证有6～8小时睡眠。

3）改善饮食结构和戒除不良嗜好　营养均衡是维持皮肤正常代谢的必要条件，多食新鲜蔬菜水果，摄入各种维生素和微量元素，保持大便通畅，及时清除毒素。优质蛋白和脂肪也是必要营养元素。吸烟、过度饮酒等不良嗜好都会加速皮肤衰老和皮肤屏障功能减退，应当戒除。

4）加强锻炼　合理的有氧运动能增加皮肤对氧、负离子的吸收，增强皮肤对外界环境的适应能力。

（2）皮肤保健

1）皮肤清洁　外界灰尘、微生物、皮肤代谢产物均能堵塞毛囊、汗腺，造成皮肤衰老、起斑、油腻等。应经常清洗，清洗还能促进血液循环。根据不同的皮肤类型，选择合适的清洗剂，用软质水清洗，避免用含矿盐较多的硬质水清洗。

2）皮肤保护　尽量避免强烈日晒，做好防晒措施；坚持面部按摩，促进血液循环、新陈代谢；选择合适的护肤品等。

（3）具体疾病应根据其病因不同，采取相应的预防措施

1）感染性皮疹　病情复杂多样，应及时发现、及时治疗。由于大部分具有传染性，需要改善环境卫生，灭蝇灭蚊灭蟑螂等，注意个人卫生及生活习惯，按时接种疫苗以预防常见传染病。如果周围有发病者，注意不要密切接触，必要时可戴口罩、手套，勤洗手。患者的生活用具根据材质和用途可相应采取清洗、沸水煮、消毒液浸泡和日晒等家庭消毒方式消毒再使用，或直接丢弃。

2）过敏性皮疹　既往有过敏史者或者过敏体质者，应尽量主动避免接触过敏原。接触过敏者在更换化妆品时可用手背处皮肤先行测试；饮食过敏者外出就餐时要选择食材、配料等成分清楚的食物，并提醒餐厅在烹饪时不要加入已知会引起过敏的成分；吸入尘螨过敏者要勤晒被褥、枕头等，其他吸入物过敏者外出时尽量戴口罩等防护；药物过敏者要牢记致敏药物，药物过敏会有交叉反应，并非不使用已知致敏药物就一定是安全的，所以必须如实将过敏史告知医生。

3）紫癜　过敏性紫癜预防同过敏性皮疹；如果有不正常的牙龈出血、鼻出血、血尿、便血等情况，要及时就诊，预防血小板减少性紫癜。

2. 重要提示

若遇到急性皮疹发作，且尚未查清原因，切记不要惊慌失措，不要擅自乱用偏方治疗。应及时就诊于正规医院皮肤专科或急诊，详细检查，查明病因，并遵从医嘱进行正规治疗，合理用药，用足疗程，勿擅自停药改药，充分保障皮肤和身心健康。

（复旦大学附属华山医院　胡　弘）

第 11 章

蜇 咬 伤

人类不是地球上唯一的生物，在人类生活的环境中，还生活着许许多多其他的生物，在大多数情况下人类与这些生物都能和平共处，但有时不可避免地会受到其他生物的伤害，比较常见的是蜇伤和咬伤。

蜇伤多数都是由昆虫引起，是由其产卵器（动物用于产卵，同时也可以注射各种有毒物质的器官）或改进的产卵器（例如蜜蜂和黄蜂带有倒钩的刺）刺入人体皮肤，有意或无意地将其中的毒性成分注入人体，引起不适症状。几乎所有的蜇伤均可立即感到疼痛，其反应的严重程度从局部刺激和肿胀到威胁生命的严重过敏反应不一而足。咬伤是指动物用尖牙、喙（动物头部附件）刺穿，或用口器咀嚼。根据来源，咬伤可能立即出现疼痛，也可能完全无感觉，可因局部创伤、注入的各种物质（刺激剂、毒液、毒物、毒素、麻醉剂、酶、抗凝剂）、疾病传播、继发性感染或全身变态反应（罕见）引起各种健康问题。本章节主要介绍一些生活中常见动物蜇咬伤的表现及处理方法。

一、常见疾病及病因

1. 蜇伤

（1）蚊蜇伤。蚊子是一种具有刺吸式口器的纤小飞虫，属于昆虫纲双翅目蚊科，是"四害"之一。其平均寿命不长，雌性为 3～100 天，雄性为 10～20 天。吸血的雌蚊是登革热、疟疾、黄热病、丝虫病、流行性乙型脑炎等疾病的传播者。通常雌蚊因繁殖需要，在繁殖前需要叮咬人或动物吸食血液来促进体内卵的成熟，而雄蚊因口器退化，多以吸食植物的汁液为生。被蚊子叮咬后，被叮咬者的皮肤常出现一个鼓包，并出现瘙痒的感觉。几乎每个人都有被蚊子"咬"的不愉快体验，事实上应该说被蚊子的口器"刺"了。蚊子无法张口，所以不会在我们皮肤上咬一口，它其实是用6支针状的构造刺破人体皮肤，就像抽血用的针一样吸食人的血液。在叮咬的同时，蚊子还会"吐出"自己的唾液，其中有一种具有舒张血管和抗凝血作用的物质，它使血液不容易凝结，更容易汇流到被叮咬处。但是，瘙痒的感觉并不是因为短针刺入或唾液里的化学物质而引起。我们会觉得痒是因为体内的免疫系统在这时会释放出一种称为组织胺的蛋白质用以对抗外来物质，而这个免疫反应引发了叮咬部位的过敏反应。当血液流向叮咬处以加速组织复原时，组织胺会造成叮咬处周围组织的肿胀，此种过敏反应的强度因人而异，有的人被蚊子咬后的过敏反应比较严重。蚊子大约有3 300种及亚种，但在中国大约有15属33种及亚种，大家生活环境中常见的蚊子种类包括库蚊、伊蚊和按蚊。库蚊是室内最常见的蚊子，一般称为家蚊；伊蚊中常见的是白纹伊蚊和埃及伊蚊，

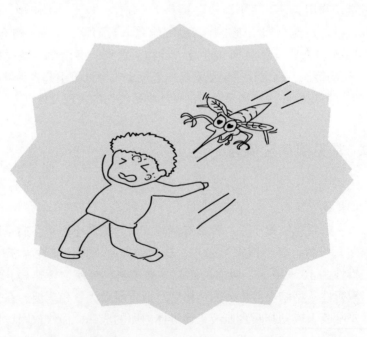

也就是通常说的"花蚊子""毒蚊子""花脚蚊子",它白天夜晚都会吸血,且白天吸血为主,不仅凶恶,而且善飞。一般蚊子飞程只有数十至数百米,最远不超过1～2千米,但白纹伊蚊能飞行5～7千米,而且速度极快,会传播登革热,有"亚洲虎蚊"的称号;按蚊主要有中华按蚊,一般生活在大型积水附近。

（2）蜂蜇伤。蜂属于昆虫纲膜翅目。蜂的种类很多,常见蜇人的蜂有蜜蜂、胡蜂（也叫黄蜂或马蜂）、蚁蜂、细腰蜂等。蜜蜂尾部的刺针多由产卵管发育而来,用来产卵和自卫,呈管状,顶端有倒钩,和蜂体后数节的毒腺相通,蜇人时刺针常深入人体皮肤,离开皮肤时刺针常折断在皮内。由于刺针和毒腺以及体内其他器官相连,刺针拔出时会连带出体内器官,所以蜜蜂蜇人后常常自身也会死亡。胡蜂尾端的刺针同样和体内的毒腺相连,但没有倒钩,刺入人体后可以完全拔出,反复使用。蜜蜂分泌的毒液主要有两种,一种是由大分泌腺分泌的酸性毒液,以蚁酸、盐酸、磷酸为主要成分;另一种是由小分泌腺分泌的碱性毒液,含有神经毒素、组胺等。这两种毒液都含有抗原性,可以引起人体的过敏反应。胡蜂的毒液毒性要比蜜蜂强,除了含有组胺之外,还含有5-羟色胺、胆碱酯酶、缓激肽、透明质酸酶,刺入皮肤后可引起严重的全身过敏反应,加之胡蜂的习性凶猛,刺针能反复利用,所以其危害性要比蜜蜂大。近年来我们常常可以在媒体中听到或者看到"杀人蜂"这一新名词。杀人蜂,又叫非洲杀人蜂,是由非洲普通蜜蜂跟丛林里的野蜂交配发育繁殖出来的新品种,对人畜有较大的杀伤力,具有很强的攻击性,它们的攻击行为可能跟信息素的分泌有关。其毒腺内含有的毒液中除了以上提到的毒素之外,还有一种叫蜂毒肽的物质,是一种强烈的心脏毒素,具有收缩血管的作用,同时蜂毒肽的血溶性又极强,对心脏的损害极大。

（3）蝎子蜇伤。蝎子是蛛形纲动物,品种超过1 000种,广泛分布于世界各地,以热带和温带为主,我国东亚钳蝎数量最多,以山东、河北、河南、湖北、辽宁等省分布较多。蝎子大多生活于片状岩杂以泥土的山坡、不干不湿、植被稀疏、有草和灌木的地方。活动期在每年4～11月,昼伏夜出,多在日落后至半夜间出来活动。蝎子蜇伤主要是由其尾钩刺入人体皮肤并释放毒液而产生的中毒反应。蝎子的尾部末节有一根弯曲呈钩状的毒刺与体内的毒腺相连通，毒液无色透明，呈酸性，内含有毒性蛋白，其主要成分为神经毒素，具有胆碱能和肾上腺素能作用，并能干扰神经轴突去极化。此外尚有溶血毒素、出血毒素、凝血素等成分，还可引起胰腺炎和血糖升高。蝎子毒性大小不一，一般来说野生的山蝎毒性比养殖的家蝎强，生活在我国东北部的蝎子毒力较强，有的和眼镜蛇毒性相当。

2. 咬伤

（1）猫狗咬伤。是指猫狗通过舌舔、爪抓、齿咬等行为动作对人体造成局部皮肤和（或）皮下组织、肌肉、肌腱、神经等组织的撕裂损伤，而且由于猫狗的口腔、牙缝、唾液常存在多种细菌、病毒，尤其是厌氧菌大量存在，如破伤风杆菌、气性坏疽杆菌、梭状芽孢杆菌等，可造成伤口迅速感染。感染发展到严重状态，可危及生命，如破伤风、狂犬病。狂犬病又称恐水症，是迄今人类死亡率最高的传染病，只要发病，死亡率近 100%。导致狂犬病的主要病原体是狂犬病毒。被感染了狂犬病毒而发病的猫狗咬伤是主要病因。据统计，即使是健康的猫狗，也有 5%～10% 携带狂犬病毒，感染了狂犬病毒但没有发病的猫狗同样能把病毒传染给我们人类而致病。狂犬病毒对外界环境的抵抗力非常弱，在表面活性剂、消毒剂（如甲醛、汞、碘酒等）及酸碱环境下会很快失去活性，并且对热和紫外线极其敏感。病毒进入人体后首先侵入肌肉细胞，在肌肉细胞中度过潜伏期，然后进入神经细胞、脊髓，进而入脑，并不随血液扩散。狂犬病毒对宿主主要的损害来自内基小体，即其废弃的结构蛋白质外壳在细胞内聚集形成的嗜酸性颗粒，内基小体广泛分布在患者的中枢神经细胞中。病毒在脑内感染海马区、小脑、脑干直至整个中枢神经系统，并在大脑灰质内大量复制，沿神经下行到达唾液腺、角膜、鼻黏膜、肺、皮肤等部位。人群对狂犬病毒普遍易感，但发病与否还与病毒量、受伤部位、受伤程度、伤口处理是否及时以及是否应用被动免疫制剂和狂犬病疫苗等因素有关。

（2）毒蛇咬伤。指人体被毒蛇咬伤，毒液由伤口进入人体所引起的急性全身性中毒性疾病。目前全球有毒蛇 650 余种，剧毒 195 种。每年全世界约有 500 万人被蛇咬伤，其中毒蛇咬伤 240 万人，死亡约 10 万人，致残约 40 万人。我国大部分地区处在亚热带和温带，气候温和，丘陵山地很多，蛇的种类和数量相当丰富，据统计，我国有蛇类 209 种，其中毒蛇 80 余种，剧毒 10 余种，分布地区以广东、广西、福建、云南最多，浙江、江苏、江西、湖南、四川、贵州、台湾次之，安徽、湖北和北方各省较少。其中毒性较大、分布较广、危害较大的有金环蛇、银环蛇、海蛇、眼镜蛇、眼镜王蛇、蝮蛇、蝰蛇、竹叶青、尖吻蝮蛇（五步蛇）、龟壳花蛇（烙铁头）等。我国每年被蛇咬伤者达 10 万人次，死亡率 5%～10%。毒蛇喜欢生活在气候温和而又隐蔽的地方，如灌木丛、水源边、山坳近水处、乱石堆等，有些如竹叶青还会爬到树上捕食。不同的毒蛇有不同的活动时间规律。毒蛇口内有毒腺，由排毒管与牙相连。当毒蛇咬人时，腭肌收缩，挤压毒腺，毒液通过排毒导管输送到毒牙，进而注入咬伤的伤口内，经淋巴和血液循环扩散引起局部和全身中毒症状。蛇毒成分复杂，主要含有蛋白质（近 30 多种酶和毒素）、小分子肽（神经毒性多肽、膜活性多肽）、氨基酸、碳水化合物、脂类、核苷、生物胺类（组胺、5-羟色胺）及金属离子（钠、钾、钙、镁、铜、锌等），依成分不同分为神经毒素、血液毒素和混合毒素三种。以神经毒素为主的毒蛇有金环蛇、银环蛇及海蛇等，毒液主要作用于神经系统，引起肌肉麻痹和呼吸麻痹；以血液毒素为主的毒蛇有竹叶青、蝰蛇等，毒液主要影响血液及循环系统，引起溶血、出血、凝血以及心脏功能衰竭；而蝮蛇、眼镜蛇、眼镜王蛇等毒蛇的毒液兼有神经毒素和血液毒素，毒性相对更大。此外，还可造成血管壁通透性增加，血浆外渗，产生明显的水肿。蛇毒主要在肝脏代谢，经肾脏排泄，一般 72 小时后体内仅剩微量。

（3）毒蜘蛛咬伤。绝大多数蜘蛛均有毒。我国约有 3 000 种蜘蛛，剧毒蜘蛛 10 余种，以黑寡妇蜘蛛毒性最强。蜘蛛有一对角质螯，可分泌毒液，成分主要为胶原酶、蛋白酶、磷脂酶及透明质酸酶等，含有神经毒素和组织溶解毒素，前者可结合到神经肌肉，刺激神经系统过度兴奋，后者则可引起组织坏死、血管炎症，并产生全身反应。

（4）蜈蚣咬伤。蜈蚣是一种有毒腺的、掠食性的陆生节肢动物，畏日光，昼伏夜出，喜欢在阴暗、温暖、避雨、空气流通的地方生活。在我国多分布于西南地区，主要生活在多石少土的低山地带，平原地区虽然有分布，但是数量较少。一般笔芯粗细的蜈蚣基本无毒，而比小指粗的蜈蚣多有较强的毒性。蜈蚣的第一对足又称毒螯，呈钩状、锐利，钩端有毒腺口，咬人时其毒腺分泌大量毒液，顺着毒螯的毒腺口注入被咬者皮下而致其中毒。毒液呈酸性，含有多种酶（酯酶、蛋白酶、透明质酸酶等）、多肽、组胺、蚁酸、溶血性蛋白质等，可引起局部或全身症状。

（5）蜱咬伤。蜱是一种体形极小的节肢动物，仅约火柴头大小。全世界目前共发现800余种蜱虫，我国约有100多种，在四川、云南、贵州的农村地区极为常见。大多以吸食血液为生。蜱的活动范围不大，一般为数十米，嗅觉敏锐，对动物的汗臭和二氧化碳很敏感，蜱在吸血时多无痛感，但由于螯肢、口下板同时刺入宿主皮肤可造成局部充血、水肿、急性炎症反应，还可引起继发性感染。蜱虫体内及其唾液内还常携带多种不同的病毒、细菌、螺旋体和立克次体，可传播包括森林脑炎、新疆出血热、莱姆病、布氏杆菌病在内的多种疾病。城市中人群发病较少，多数患者有到蜱虫活动的地区旅游或工作的经历。

二、疾病的主要症状

1.蜇伤

（1）蚊蜇伤。一般人被蚊子叮咬后，会出现局部皮肤的红肿、瘙痒，继而出现红色丘疱疹、斑丘疹，搔抓后瘙痒更甚，有时会出现皮肤破溃，继发细菌感染。除此以外，因吸血的雌蚊是疟疾、登革热、流行性乙型脑炎、黄热病、丝虫病等疾病病原体的中间宿主，当叮咬人的时候，这些病原体会随着蚊子的唾液进入人体，引发相应的疾病。

1）疟疾　俗称"打摆子"，是由疟原虫引发的传染病，多由按蚊传播。非洲、东南亚和中南美洲的多数国家和地区是疟疾的高流行区。按蚊吸食患有疟疾患者的血液，也把其中的疟原虫吸进体内。它们再咬人时，疟原虫又从蚊子的口中随着唾液注入被咬者的体内。大约10日以后，疟原虫开始在接近皮肤的血管内出现。它们在患者的红细胞内繁殖，分裂成大量的小疟原虫，这些小疟原虫会破坏红细胞并释放一种毒素。每个小疟原虫又侵入其他红细胞继续繁殖，使得患者体内疟原虫和毒素越来越多，引起患者发冷和发烧。不同的疟原虫分别引起间日疟、三日疟、恶性疟及卵形疟。间日疟、卵形疟潜伏期一般14日，恶性疟12日，三日疟30日。温带地区有所谓长潜伏期虫株，可长达8～14个月。有一定免疫力或服过预防药的人，潜伏期可延长。发病时先出现畏寒，先为四肢末端发凉，迅速出现背部、全身发冷。皮肤起鸡皮疙瘩，口唇、指甲发绀，颜面苍白，全身肌肉关节酸痛。进而全身寒战发抖，持续约10分钟，甚至1小时，寒战自然停止，面色转红，发绀消失，体温迅速上升，通常寒战发冷越显著体温越高，可升至40℃以上。高热期常维持3～4小时，可出现谵妄、抽搐、头痛、呕吐、呼吸困难，随后进入出汗期，颜面手心微汗，随后遍及全身，大汗淋漓，2～3小时体温降低，常至35.5℃。患者感觉困倦、舒适，常安然入睡，一觉醒来精神轻快，食欲恢复，又可照常工作。此刻进入间歇期，小疟原虫侵入新的红细胞开始繁殖。当疟原虫再次破坏红细胞而出时患者又发病。除非获得适当的治疗，否则这种发作将有规律地继续下去，严重时还会因红细胞大量被破坏造成严重贫血而丧失生命。

2）登革热 是登革病毒经蚊媒传播引起的。蚊子是主要传播媒介，患者和隐性感染者（感染病毒但无症状）为主要传染源，人群对登革热病毒普遍易感。发病有季节性，高峰在每年7～9月，热带和亚热带流行。起病大多突然，体温迅速达39℃以上，一般持续2～7日，热型多不规则，部分病例于发病3～5日体温降至正常，1日后又升高，儿童起病较缓，热度也较低。典型患者发病时会出现头痛、腰背痛和肌肉关节疼痛、眼眶痛、眼球后痛，颜面和眼结膜充血，颈及上胸皮肤潮红。可有过敏、纳差、恶心、呕吐、腹痛、腹泻和便秘等症状。体温很高，但是心跳不随体温上升而增快或稍增快。发病后 2～5 日出现全身皮疹，起初皮疹在掌心、脚底或躯干及腹部出现，逐渐出现在颈和四肢，少数患者面部也有，可为斑丘疹、红斑疹、麻疹样皮疹、猩红热样皮疹，稍有刺痒，也有在发热最后 1 日或在体温正常后，在下肢后面、踝部、手腕背面、腋窝等处出现细小瘀斑，1～3 日内消退，短暂遗留棕色斑，一般与体温同时消退。约有 50% 的患者在发病后 5～8 日会出现不同部位出血的情况，如鼻衄、皮肤瘀点、胃肠道出血、咯血、血尿、阴道出血等。全身淋巴结可有轻度肿大伴轻度触痛。可有肝脏肿大，脾肿大较少见。个别患者会出现黄疸。病后患者常感虚弱无力，完全恢复常需数周。轻症患者发热及全身疼痛较轻，皮疹稀少或无，没有出血倾向，浅表淋巴结常肿大，其临床表现类似流行性感冒，易被忽视，1～4 日可痊愈。重症患者早期表现与典型登革热相似，在发病第 3～5 日病情突然加重，出现剧烈头痛、恶心、呕吐、意识障碍、颈项强直等症状，有些表现为消化道大出血和出血性休克，常因病情发展迅速，中枢性呼吸衰竭和出血性休克在 24 小时内死亡。

3）流行性乙型脑炎　简称乙脑，是由乙脑病毒感染引起的传染病，流行于夏秋季，多见于 7～9 月，儿童多见，10 岁以下儿童发病率最高。乙脑是人畜共患的自然疫源性疾病，家畜、家禽或人受感染后出现病毒血症，是本病的传染源，蚊子叮咬受感染的人畜而传播，人群普遍易感，以隐性感染最为常见，感染后可获持久免疫力。起病急，体温迅速上升至 39℃～40℃，伴头痛、恶心和呕吐，部分患者有嗜睡或精神倦怠，并有颈项轻度强直，病程 1～3 日，体温最高可达 40℃以上，意识障碍逐渐加重，由嗜睡、昏睡直至昏迷。昏迷越深，持续时间越长，病情越严重。神志不清最早可发生在病程第 1～2 日，但多见于 3～8 日。重症患者可出现全身抽搐、强直性痉挛或强直性瘫痪，少数也可软瘫。严重患者可因脑实质病变（尤其是脑干）、缺氧、脑水肿、脑疝、颅内高压、低钠性脑病等病变而出现中枢性呼吸衰竭，表现为呼吸节律不规则、叹息样呼吸、潮式呼吸、呼吸暂停等，甚至出现呼吸停止。如能度过高热期，体温逐渐下降，意识可渐渐转清，神经系统症状减轻。严重者仍反应迟钝、痴呆、失语、吞咽困难、颜面瘫痪、四肢强直性痉挛等，部分患者也可有软瘫。

（2）蜂蜇伤。蜂类常在山林树丛、山洞或者家庭居室外房檐下筑巢栖居，当我们行走、劳作不慎碰到蜂巢或击打单个外出的蜂虫时，蜂群常一拥而上，蜇伤我们露出部位的皮肤。被蜇伤后，皮肤会立即出现强烈的灼烧感和刺痛感，几分钟后局部皮肤出现红肿、隆起，发出风团样皮疹或水疱，皮疹或水疱中央被蜇伤处有一瘀点。如皮肤多处被蜇伤，可出现大面积显著的水肿，伴有剧痛。如眼睛周围被蜇伤，因眼睑高度浮肿而影响视力。严重或敏感体质的人除了局部症状外，还有不同程度的全身症状，如畏寒、发热、头晕、头痛、恶心、呕吐、心慌、烦躁、抽搐等，个别严重者可引起喉头水肿、呼吸困难、昏迷或休克。死因多为过敏性休克，还会引起溶血，出现血红蛋白尿，严重时可造成肾功能衰竭而死亡。伴有肝脏损伤的患者可出现黄疸和肝功能异常。

（3）蝎子蜇伤。蝎子受惊后会蜇人，蜇伤者以手足多见。一旦被蜇后局部感到剧烈的疼痛，有的可感灼热刺痛，随即伤口处发生显著的红肿或水疱、瘀斑，中间可见蜇伤斑点，内有钩形毒刺，严重者可出现皮肤坏死，淋巴结或淋巴管发炎，这是溶血性毒素所致。另一种是皮肤症状并不严重，但全身中毒症状表现明显，这是由于神经毒素很快作用于中枢神经系统及循环中枢而引起的严重全身反应，如头晕、头痛、发热、恶心、呕吐、流口水、流泪、心慌、嗜睡、呼吸困难、大量出汗、喉水肿、吞咽困难、血压下降、肌肉痉挛疼痛等，少数可出现肺水肿、肾功能衰竭、精神错乱，最后呼吸麻痹而死亡。

2. 咬伤

（1）猫狗咬伤后狂犬病。从狂犬病毒进入人体到发病有一个潜伏期，长短不一。大多数在3个月以内发病，4%～10%的患者超过半年，约1%超过1年以上，文献记载最长1例达10年。病毒数量多、毒力强的潜伏期较短。儿童，或被伤到头面部，或伤口较深，发病较早，潜伏期还与受伤后是否进行了正规处理以及接种狂犬病疫苗等因素有关。机体免疫功能下降可能促使发病提前。发病后一般人为地分为前驱期、兴奋（痉挛）期和昏迷期。

（2）毒蛇咬伤。毒蛇咬伤后中毒的轻重与毒蛇的种类、大小、生活环境、毒蛇咬人时的饥饱、激动状态、蛇毒的注入量和途径、扩散方式、咬伤部位等有关，还和季节、气温、患者体质以及紧急处置是否适当有关。一般先会出现头昏、头痛、恶心、呕吐、出汗和感觉异常等应激反应，然后才出现蛇毒中毒的表现。

（3）毒蜘蛛咬伤。被咬伤后30～60分钟，伤口局部可见2个红点，周围红肿、隆起，有剧烈的疼痛感，之后会出现红斑、水疱，3～5日后伤口处出现溃疡，表面有坏死的痂皮。全身反应有发热、寒战、头晕、头痛、乏力、恶心、呕吐、大汗等，可有肌肉痉挛，少数患者可出现肌肉颤动、腹痛。严重者会有出血、肾功能损害、呼吸困难等。老人和儿童被咬后死亡率相对较高。

（4）蜈蚣咬伤。小蜈蚣咬伤仅在局部发生红肿、疼痛，热带型大蜈蚣咬伤可致淋巴管炎和组织坏死，有时整个肢体出现紫癜。有的可见头晕、头痛、发热、恶心、呕吐，偶有抽搐、昏迷。一般不会导致生命危险。数天后症状可逐渐减轻。

（5）蜱咬伤。蜱虫叮咬人后，起病急但症状多数都不典型，主要症状为发热、全身不适、头痛、乏力、肌肉酸痛、恶心、呕吐、腹泻、厌食、精神萎靡等。

三、紧急处理

1.蜇伤

（1）蚊蜇伤。随着我国各地生活、工作环境卫生的逐步改善，目前由蚊子所引发的各种急性传染病的发病率越来越低，已呈散发趋势，引起流行性发病的可能性较小，所以被普通蚊子叮咬后，一般不必过于担心，即使不做特别处理，瘙痒、红肿的症状也会在短时间内消失。如果局部瘙痒、皮疹反应较严重，氨水、肥皂等含碱性物质涂抹被叮咬处可以有效地减轻瘙痒反应，也可用风油精、花露水、芦荟汁液、少量藿香正气水涂抹，或用西瓜皮反复轻轻擦拭被叮咬处，亦有止痒效果。如果身边没有上述东西，用热毛巾敷 3～5 分钟也可起到止痒效果。皮疹数量多、症状严重者可口服抗组胺药物如扑尔敏、氯雷他定等，控制不佳还可短期应用糖皮质激素治疗。如果皮肤破溃并发感染可外用抗生素，如红霉素药膏。

（2）蜂蜇伤。被蜇伤后首先要检查被蜇处有无刺针折断留在皮肤内，如有可以用镊子拔出断刺，然后用吸奶器或者拔火罐将毒液吸出；如果没有，可用力掐住被蜇伤的部位用嘴反复吸吮，以吸出毒素。然后局部涂抹 10% 氨水，也可用 5%～10% 的小苏打溶液冷湿敷，可以减轻疼痛，但是对消肿的效果不大。若疼痛明显，可用 2% 利多卡因在蜇伤近端或周围进行皮下注射。四肢被蜇伤后应减少活动，局部防止冰袋冷敷，以减少毒素吸收。如果出现明显的皮肤红肿、水疱或者全身反应，可口服抗组胺药（如扑尔敏、西替利嗪或氯雷他定等）或糖皮质激素。如果出现过敏性休克的情况，须尽快送至医院，建立静脉通路，使用肾上腺素、血管活性药物维持血压，补液改善全身循环，促进毒素排泄。有气道痉挛者可以给予支气管扩张剂（如老慢支患者常用的吸入剂万托林、舒喘灵、思力华、舒利迭等）。对于喉头水肿等呼吸道梗阻的患者应及时进行气管切开或环甲膜穿刺，以保持气道通畅，必要时进行机械通气。肝功能损伤者可加用保肝药物，肾功能或多脏器功能不全者要及时进行血液净化治疗。

（3）蝎子蜇伤。首先拔除毒刺，必要时切开伤口去除毒刺。如四肢被蜇伤要立即用止血带扎紧被蜇伤的近心端，每 15 分钟放松一次，每次放松 1～2 分钟。冰袋冷敷被蜇处减少毒素的吸收及扩散，然后用吸奶器或拔火罐尽量将毒液吸出。用肥皂水或 1∶5 000 高锰酸钾溶液充分冲洗，再用 5% 小苏打溶液进行湿敷以中和酸性毒液，减轻疼痛。伤口处不要涂碘酒等刺激性药物。若疼痛难忍，可用 1% 盐酸依米丁（盐酸吐根碱）水溶液 3 毫升注射于伤口的近心端的皮下或伤口周围，可迅速止痛；也可注射 2% 利多卡因，但效果不如前者明显；民间土方用鲜马齿苋或大青叶捣烂外敷，亦可用雄黄、苦矾研末敷于患处或用鲜椿树嫩叶捣烂调鸡蛋外敷，有消炎止痛作用。及时至医院就诊，严重者可注射抗蝎毒血清。注射破伤风抗毒素及抗生素，预防及控制感染。全身反应强烈的患者，可使用糖皮质激素和抗组胺药物。

2. 咬伤

（1）猫狗咬伤。被咬伤后早期处理相当重要，而且要彻底，最好在2个小时内进行。先挤压伤口，尽量挤出被污染的血液，然后用大量的流动清水清洗伤口，冲洗时必须掰开伤口使其充分暴露，水流的机械力量能有助于减少伤口的病毒残留量。至少要持续30分钟冲洗完全，如果是贯通的伤口，可用注射器插入伤口内灌水冲洗。狂犬病毒对脂溶剂、碘剂、75%酒精较为敏感，所以也可用20%的肥皂水彻底清洗伤口，再用清水洗净，然后用碘酒或医用酒精局部消毒，可大大降低感染的风险。除非伤及大血管需紧急止血，即使伤口深，也不应缝合和包扎，可用透气性敷料覆盖创面。尽快注射狂犬疫苗，首次注射疫苗的最佳时间是被咬伤后的24小时内，越早越好。疫苗内含一定量的灭活狂犬病毒，可刺激机体产生抗狂犬病毒的抗体，达到预防发生狂犬病的目的。目前有五针法和四针法两种程序。前者从就诊当天开始计算第0（注射当天）、3、7、14、28日各接种一个剂量；后者从就诊当天开始计算第0（注射当天）日在双上臂三角肌各接种一个剂量，第7、21日各接种一个剂量。成人和儿童的剂量是一样的。由于狂犬病的最短潜伏期在10日左右，而接种狂犬病疫苗后一般需7～10日体内才能产生足够滴度的狂犬病抗体，因此在接种疫苗前可用抗狂犬病免疫血清或免疫球蛋白等被动免疫制剂中和伤口及周围的游离病毒，并使病毒从已经吸附的细胞上脱落，以延长潜伏期。同时，还需注射破伤风疫苗，必要时应用抗生素预防细菌感染。

（2）毒蛇咬伤。因为毒蛇咬伤后蛇毒在3～5分钟内就会在体内广泛播散，故现场急救迅速排出毒液并防止毒液的吸收与扩散很重要，绑扎是一种简便而有效的方法，也是现场容易做到的一种自救和互救的方法。在被毒蛇咬伤后，立即用毛巾、布条、绷带等在受伤肢体近心端5～10厘米处或在被咬伤的指（趾）根部予以绑扎，以减少静脉及淋巴液的回流，从而达到暂时阻止蛇毒吸收的目的。每隔

15～20分钟松绑一次，每次2～3分钟，以防受伤肢体瘀血及组织坏死。待伤口得到彻底清创处理和注射抗蛇毒血清3～4小时后才能松绑。有条件时，在绑扎的同时可用冰块敷于伤肢，使血管及淋巴管收缩，减慢蛇毒的吸收，也可将伤肢或伤指浸入4℃的冷水中，3～4小时后再改用冰袋冷敷，持续1～2日，但要注意全身的保暖。受伤后动作要慢，以减慢血液循环，减少毒素的吸收，最好是将伤肢临时制动后放于低位，必要时可给予适量的镇静药物，使患者保持安静。如口唇黏膜无破损，可用嘴吸吮存留在伤口局部的蛇毒，每吸一次后用清水漱口。较深、有污染的伤口，应彻底清创，消毒后以牙痕为中心做"十"字或"一"字形切开，用负压吸引排毒，但切口不宜过深，以免伤及血管。创口用2%高锰酸钾或双氧水冲洗，也可用清水或肥皂水冲洗。如有毒牙残留在伤口，必须取出。清创的同时，可在局部注射胰蛋白酶，有一定分解和破坏蛇毒的作用。抗蛇毒血清是能够中和蛇毒的特效解毒药，应早期足量使用，最好在咬伤后24小时内使

195

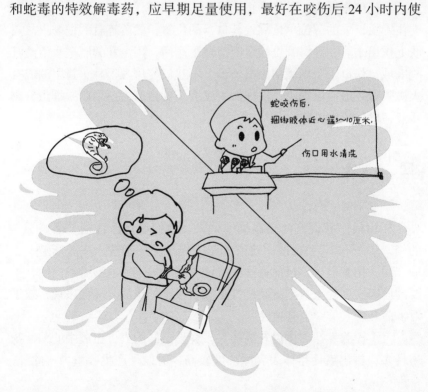

用。使用前应做皮肤过敏试验，反应阴性才能使用。也可用各种蛇药片口服，如季德胜蛇药片、上海蛇药、红卫蛇药等。

（3）毒蜘蛛咬伤。被咬伤后应立即缚扎伤口附近部位的近心端，每隔 15 分钟放松 1 分钟，同时进行清创，可用胰蛋白酶对伤口做环形封闭。在伤口没有出现水疱和焦痂前，可口服氨苯砜，对伤口愈合有效。全身症状明显的可适当使用激素及抗过敏药物。

（4）蜈蚣咬伤。被咬伤后立即用 5%～10% 的小苏打溶液冲洗伤口，也可用肥皂水、石灰水。局部可冷湿敷，也可用有清热解毒作用的中草药如鱼腥草、蒲公英捣烂外敷。疼痛较剧烈的，除了冰敷之外，可适当服用止痛药物如芬必得。如有过敏，可服用抗过敏药物如扑尔敏、氯雷他定等。

（5）蜱咬伤。如果发现皮肤上有蜱虫，须立即清除，蜱虫附着时间越长，发生危险的风险越大。同时检查全身和衣物，在发现一只蜱虫后不要停止检查，可能不止一只，不要漏掉任何一只蜱虫。用镊子夹住蜱虫，夹的部位尽量靠近其口器的位置，然后笔直的把蜱虫从皮肤上拉出来。在确保蜱虫被全部清理干净后，用温和的肥皂水清洗叮咬区域，伤口干后用酒精擦拭消毒。不建议使用凡士林、指甲油或打火机强行"逼"出蜱虫，这样做不仅会伤到自己，还会刺激蜱虫分泌唾液，增加感染风险。

 四、小贴士

1. 生活中我们有时会碰到一些人，他们说自己特别"招蚊子"。的确，蚊子有"趋食性"，这并非是人们想象的某些人皮肤细嫩、血液"甜"招惹蚊子，目前科学无法证明蚊子对某些血型有趋向性，主要的原因是因为人身上的某些气息吸引蚊子的缘故。一般来说，蚊子对下面几种人群"情有独钟"。

（1）汗腺发达、体温较高的人。容易流汗的人，血液中的酸性物质较多，排出后使得体表乳酸浓度较高，对蚊子产生吸引力。此外，蚊子的触角里有一个受热体，它对温度十分敏感，只要有一点温度的变化，便能立即察觉得到，流汗的人肌体散热快，也会对蚊子产生吸引力。

（2）劳累或呼吸频率较快的人。人在从事运动或体力劳动后呼吸会加快，这样呼出的二氧化碳相对较多，蚊子对此比较敏感，会闻味而至。

（3）喜欢穿深色衣服的人。蚊子之所以昼伏夜出，主要是因其具有趋暗的习性，如果穿着深色衣服，在夜间便会呈现一团黑影，蚊子会向着更暗的地方追逐而去。衣服颜色如黑色是蚊子进攻的首选对象，其次是黄、蓝紫、蓝、红、绿等，蚊子不喜欢白色。同理，蚊子爱叮肤色较黑或肤色发红的人。

（4）新陈代谢快的人。小孩易遭蚊叮，老人正相反。

（5）化妆的人。许多种类的发胶、护手霜、洗面奶等化妆品对蚊子的诱惑力都非同寻常。大多数化妆品都含有硬脂酸（脂肪酸的一种），所以化妆的人更受蚊子"青睐"。当然，也有一些气味是蚊子所讨厌的，月桂叶、柠檬草油、香茅、大蒜和香叶醇的气味会使蚊子退避三舍。

（6）孕妇和饮酒的人。

2. 许多疾病都是通过蚊子叮咬而传播的，因此，减少或灭绝居住工作环境中的蚊虫是首要的任务，水是蚊子的孳生地，要将家中盆盆罐罐里的积水及时清理掉，洗完澡后立即清理地面，种养花草的容器也要时常清理。其次是要减少蚊子叮咬的机会，合理使用防蚊工具，优先使用蚊帐、电蚊拍、捕蚊灯等较安全方法，也可用蚊香、气雾剂、驱避剂等化学工具。蚊子多喜躲在阴暗潮湿的地方，可针对屋内墙角、天花板、床底和座椅背后、桌脚下、楼梯间、水槽下、阴沟等喷洒杀虫剂。在卧室放几盒揭盖的清凉油和风油精，或摆放一两盆夜来香、天竺葵、薰衣草、驱蚊草等，蚊子会不堪气味而躲避。把艾草挂在床头也有驱蚊的效果。

3. 生活中发现蜂类飞行或蜂巢时，应尽量绕行，不要与之"亲近"。浅色光滑的衣物不容易被蜂类的视觉系统所察觉。如果误惹了蜂群而被攻击，唯一的办法是用衣物尽量将自己外露的皮肤遮挡住，反向逃跑或原地趴下，如果附近有水源的话，也可跳入以避开蜂群的追赶。千万不要试图反击，这样会进一步激怒蜂群而招致更多的攻击。

4. 蝎子属于昼伏夜出的动物，喜潮但是怕湿、喜暗、畏惧强光刺激，喜群居，好静不好动，对各种强烈的气味，如油漆、汽油、煤油、沥青以及各种化学品、农药、化肥、生石灰等有强烈的回避性，对各种强烈的震动和声音也十分敏感，有时甚至会把它们吓跑。利用这些特性，我们可以尽量避免与蝎子的接触。万一碰到蝎子也不要惊慌，可慢慢地沿着与蝎子爬行相反的方向退开，如无路可退，就静立不动，待蝎子远离后再活动，以免惊动它而做出攻击行为。还有可注意观察蝎子的两只钳肢，如果钳肢很大，其毒性一般较小；反之，钳肢越小，其毒性越大。

5. 鉴于狂犬病有100%的致死率，被猫狗咬后接种狂犬病疫苗无任何禁忌。合格的狂犬病疫苗不会对孕妇产生不良影响，也不会影响胎儿。哺乳期妇女接种狂犬病疫苗后可继续进行哺乳，不会影响婴儿的正常发育。正在进行计划免疫接种的儿童可按正常免疫程序接种狂犬病疫苗。目前研究未发现狂犬病疫苗和其他疫苗同期使用会对免疫效果产生影响。接种狂犬病疫苗期间也可按正常免疫程序接种其他疫苗。

6. 怎样区分毒蛇和无毒蛇？一般来说，毒蛇体型粗短、不均匀，头部呈三角形，尾部短钝或呈侧扁形，身体颜色鲜艳或有特殊花纹，爬行动作迟缓，常盘作一团。无毒蛇体型匀称，头部呈椭圆形，尾部长而尖细，无鲜艳体色，爬行动作迅速。毒蛇性情较凶猛，无毒蛇大多胆小怕人。毒蛇咬伤后，伤口可见2个或4个粗大、较深的毒牙伤口，而无毒蛇咬伤后的伤口多为2行或4行排列整齐、细小、较浅的咬痕。

7. 多数毒蛇只有在受到攻击时才会攻击人（无论是有意还是无意），但眼镜蛇和眼镜王蛇有时会主动攻击人。有些毒蛇怕光，比如金环蛇，但有些毒蛇如五步蛇则有趋光性。

8. 一般每年5～10月是蛇类活跃的季节，在野外时要注意活动范围内有无毒蛇潜藏。最好穿上长筒胶鞋和长裤，并绑扎裤腿。蛇的耳骨一端连接于内耳，另一端与支持下颌的方骨相连，因此，蛇对栖息的物体震动传导相当敏感，一遇危险就迅速逃走，因此在草丛中行走时可通过"打草惊蛇"来防止被毒蛇咬伤。万一碰到蛇追赶，应向蛇爬行相反的方向逃跑，或闪避在左右两侧。

9. 根据研究，毒蛇对有刺激性气味和有毒的物质，如雄黄、硫黄、石灰粉、农药等有畏避的本能，可以利用这一点来防止毒蛇靠近。

10. 避免被蜱虫叮咬最好的办法就是尽可能远离蜱虫的生活区域，如要去有可能存在蜱虫的地方，要做到避免长时间接触木材、草丛和落叶堆。在树林或草地上散步时，要穿长袖和长裤，把裤脚管塞进袜子里。长时间在户外回到室内后要及时冲澡，仔细检查手臂、耳后、腿、膝盖和头发有无蜱虫。

（上海市闵行区中心医院　丁念昌）

第 12 章

意 外 伤

意外伤是指遭受外来的、突发的、非本意的、非疾病的使身体受到伤害的客观事件；或指非由疾病引起的、外来的、突然的、被伤害患者无法预料和无法抗拒的，使患者身体受到伤害的客观事件。这种无法预料、无法抗拒的情况，对于公众安全和健康有着严重威胁，而这种危害可能造成对于人体自身器官、组织功能的障碍（这些障碍包括疼痛、活动障碍在内），甚至导致死亡。以道路交通伤害（车祸）、溺水、跌倒等为例，2019 年 7 月，我国国家疾病控制中心的专家们发布了《1990—2017 年中国及其各省的死亡率、发病率和危险因素》，根据这 20 余年间的统计结果，车祸是十大死因之一。虽然车祸直接导致寿命减少的情况已有所降低，但因车祸导致残疾从而影响寿命的情况从 1990 年到 2017 年有着向上升的趋势，增加了 30% 以上；在受伤因素中溺水对于早死、致残的影响则已经有明显降低，而跌倒所致受伤导致早死、致残的情况已从 1990 年的第 27 位上升到了第 17 位。可以说，这些外在因素导致的伤害，时时刻刻都影响着公众的生命安全和健康。本章节将意外伤分为车祸伤、淹溺、烧烫伤以及电击伤的内容进行介绍。

一、常见疾病及病因

1. 车祸伤

车祸，又称为道路交通事故，是指行车（多指汽车等机动车）时发生的伤亡事故。因车辆的冲击、撞击作用于身体（直接、间接或者

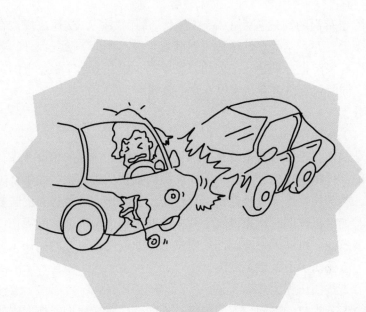

两者均有），身体受到这些冲击、撞击的影响，人的组织结构完整性受到损害（如皮肤破损、骨折、出血等）或者发生功能障碍（如身体或肢体不能活动、疼痛、活动后疼痛加重等）。分为冲击型和碰撞型两类。前者指机动车与行人、非机动车冲撞而造成的车辆损坏和人员伤亡；后者是指机动车之间的碰撞或机动车翻车、坠落等造成车辆破坏和人员伤亡。其发生率高，致死率、致残率高，危害巨大，如果对患者的救治不及时，将会导致严重后果。当然，非车祸导致的创伤（其他一些物理作用导致的身体受到的损伤）也可以参考。

　　车祸造成的伤害大体可分为减速伤、撞击伤、碾挫伤、压榨伤及跌仆伤等，其中以减速伤、撞击伤居多。减速伤是由于车辆突然而强大的减速所致伤害，如颅脑损伤、颈椎损伤、主动脉破裂、心脏及心包损伤，以及"方向盘胸"等。撞击伤多由机动车直接撞击所致。碾挫伤及压榨伤多由车辆碾压挫伤，或被变形车厢、车身和驾驶室挤压同时发生于一体。因此，车祸的伤势重、变化快、死亡率高。车祸已成为城市人口死亡的四大原因之一。

由于车祸的高危害性（高致残率、高死亡率），交通法规也在不断地完善，并对某些恶性事故（如酒驾）进行严惩。除此以外，各地区的核心医院也分别建立了创伤急救中心，提升救治车祸患者的医疗质量，同时提高患者存活率以及降低致残率。

分类

（1）按损伤部位分类

车祸伤几乎可涉及全身各个部位，从诊断和治疗的角度考虑，常按解剖部位将车祸伤分为 9 个不同区域的损伤：头部伤、面部伤、颈部伤、胸部伤、腹部及骨盆伤、脊柱伤、上肢伤、下肢伤和皮肤软组织伤。如果机体同时或相继发生两个或两个以上解剖部位的损伤，则称为多发伤。机体同一解剖部位内发生两处或两处以上的损伤（习惯上称为多处伤）不属于多发伤。

（2）按损伤程度分类

由于分类目的不同，不同国家、不同部门对交通伤损伤程度的判定标准存在一定的差异。如在交通伤简明损伤定级标准（AIS）中，将损伤定为轻度、中度、较严重、严重、危重和特重，其 AIS 评分分别为 1～6 分；中华人民共和国《道路交通事故受伤人员伤残评定》标准则将交通伤分为轻微伤、轻伤、重伤和死亡。

轻微伤：指造成人体局部组织器官结构的轻微损伤或短暂的功能障碍。

轻伤：指造成组织、器官结构一定程度的损害或者部分功能障碍，尚未构成重伤又不属于轻微伤害的损伤。

重伤：指造成人肢体残废、毁人容貌、丧失听觉、丧失视觉、丧失其他器官功能或者其他对于人身健康有重大伤害的损伤。

死亡：发生交通事故后当场死亡或伤后 7 天内抢救无效死亡者。

2. 淹溺

淹溺常称为溺水，是一种淹没或沉浸在液体中并导致呼吸损伤的过程，由于患者气道入口在水平面以下而无法呼吸空气，身体缺氧和二氧化碳潴留，因窒息导致死亡。全球每年发生淹溺超过 50 万例，淹溺是引起儿童与青少年心脏骤停的主要原因。相比起车祸或者其他疾病，其发生率不是很高，但可怕的是致死率。其与上文"窒息"相较，对于气道受阻以后产生的恶性结果是一样的，但在抢救方法和过程中略有不同。

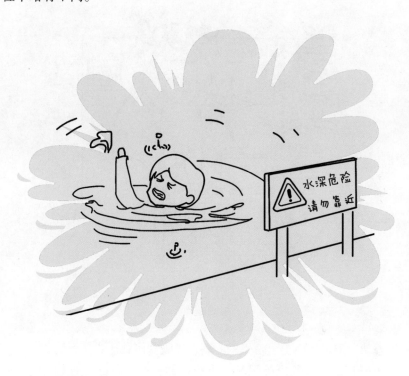

3. 烧烫伤

烧烫伤是生活中常见的意外。涵盖内容较多，泛指各种热源、光电、化学腐蚀剂（酸、碱）、放射线等因素所致的人体组织损伤。热源分类也比较多，总体而言以热水、热液体、热蒸汽、热固体或火焰等为主。

4. 电击伤

电击伤也称触电，是一定量的电流通过人体引起的机体损伤和功能障碍。电流能量转化为热量还可造成电烧伤。电流对人致命的伤害是引起室颤、心搏骤停、呼吸肌麻痹，心搏骤停是电击伤后立即死亡的主要原因，及时有效的心肺复苏、心脏除颤是抢救成功的关键。雷击（即闪电）是一瞬间的超高压直流电，也是一种电击伤形式，其电压可高达

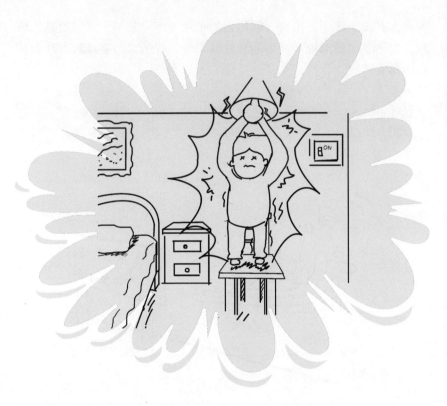

几千万伏，强大的电流可使人的心跳、呼吸骤停并造成严重烧伤。

电击损伤程度与电流强度、电流种类、电压高低、通电时间、人体电阻、电流途径有关。身体各组织单独对电流的阻力按从小到大顺序排列为血管、神经、肌肉、皮肤、脂肪、肌腱、骨组织。电流在体内一般沿电阻小的组织前行，从而引起损伤。电流通过心脏易导致心脏骤停，通过脑干使中枢神经麻痹、呼吸暂停。

二、疾病的主要症状

1. 车祸伤

简单来说，一般的车祸外伤主要是头、颈、胸、腹、腰背、四肢受撞击后产生身体疼痛，伤口出血，以及头颈部、身体躯干部位及四肢的活动不便甚至无法活动。但车祸现场的情况往往比较复杂，很少会出现单一身体部位的疼痛、出血甚至活动不便，常常会同时出现两个甚至多个身体部位的受伤，伤势情况也可能出现明显轻重的不同，一般可以认为这种损伤是一种多发伤。但目前多数专家将多发伤定义为在同一机械致伤因素（直接、间接暴力或混合性暴力）作用下身体同时或相继遭受两种或两种以上解剖部位或器官的较严重的损伤，至少一处损伤危及生命或并发创伤性休克。这种较为严重的多发伤死亡率高，对患者生命构成威胁，需要急诊处理。所以如出现两处位置受伤，而其中一处符合以下特征者，更需要紧急送医救治。

（1）头颅伤。颅骨骨折伴有昏迷、半昏迷的颅内血肿、脑挫伤及颌面部骨折。

（2）颈部伤。颈部外伤伴有大血管损伤、血肿、颈椎损伤。

（3）胸部伤。多发肋骨骨折，血气胸，肺挫伤，纵隔、心脏、大血管和气管破裂。

（4）腹部伤。腹内出血，腹内脏器破裂，腹膜后大血肿。

（5）泌尿生殖系统损伤。肾破裂，膀胱破裂，子宫破裂，尿道断裂，阴道破裂。

（6）复杂性骨盆骨折（或伴休克）。

（7）脊髓骨折、脱位型脊髓伤，或多发脊椎骨折。

（8）上肢肩胛骨、长骨骨折，上肢离断。

（9）下肢长管状骨骨折，下肢离断。

（10）四肢广泛皮肤撕脱伤。

2. 淹溺

（1）一般表现

与窒息相同的是患者病情的严重程度与淹溺持续时间长短有关。缺氧是淹溺患者共同和最重要的表现，可引起全身缺氧，导致呼吸心跳骤停和多器官功能障碍。如果人淹没于粪坑、污水池和化学物贮存池等液体时，除淹溺的窒息外，还会伴有相应的皮肤、黏膜损伤和全身中毒。

患者常表现为窒息、昏迷及意识不清，呼吸、心跳微弱或停止，还有皮肤发绀，面部肿胀，双眼结膜充血，口腔内、鼻腔内充满泡沫或杂质，四肢冰冷，腹部鼓胀，寒战。如果溺入海水者，因海水是高渗性液体（如果液体的渗透压与人体血浆渗透压一致，则称为等渗性液体。海水的渗透压高于人体血浆，故被称为高渗性液体，而淡水因其渗透压低于人体血浆被称为低渗性液体），故还伴有口渴感，也需要注意可能伴有的头、颈部损伤。因为水温的原因，常常会导致患者体温下降，引起不同程度的低体温。

（2）各个系统表现

1）神经系统　头痛、烦躁不安、抽搐、昏睡、昏迷、肌张力增加、视觉障碍、牙关紧闭。

2）循环系统　脉搏细弱或不能触及、心音微弱或消失、血压不稳、心律失常、心室颤动或心室停搏。

3）呼吸系统　剧烈呛咳、胸痛、血性泡沫状痰，两肺闻及干湿啰音，偶有喘鸣音，呼吸困难，呼吸表浅、急促或停止。

4）消化系统　吞入大量水呈胃扩张，复苏时及复苏后有呕吐。

淡水溺水者复苏后的短期内还可出现迟发性肺水肿及凝血障碍。在出现上述情况后，到场的救护人员会对患者进行溺水持续时间评估，以及记录开始施救时间；需要观察意识、呼吸、脉搏、心率及节律、皮肤色泽，评估缺氧、窒息的严重程度；同时在判断心脏停搏后进行复苏效果，以及是否存在低体温的情况。

3.烧烫伤

烧伤的组织可能坏死，体液渗出引起组织水肿。小面积浅度烧伤时，体液渗出量有限，通过代偿不致影响全身有效循环血量。大面积或深度烧伤时，渗出、休克、感染、修复等病理过程和表现较明显，可并发脓毒症和多脏器功能障碍。

（1）烧伤面积估算

烧伤面积指皮肤烧伤区域占人体表面积的百分数，常用中国新九分法和手掌法估算。

1）中国新九分法　根据中国人实际体表测定所得。估算方法：

头颈部 9%（1×9%），上肢 18%（2×9%），躯干（包括会阴）27%（3×9%），双下肢（包括臀部）46%（5×9%+1%）。其中，成年女性的双臂和双足应修正各占 6%。小儿因其头大、腿短的解剖特点，面积修正公式如下：小儿头部体表面积 = ［9+（12-年龄）］%，小儿双下肢体表面积 = ［46-（12-年龄）］%。

2）手掌法　不论年龄、性别，将患者 5 个手指并拢，其手掌面积即估算为 1% 体表面积。如果医者手掌与患者相近，可用医者手掌估算。小面积烧伤，一般用手掌法估计烧伤面积，大面积烧伤常与中国新九分法联合使用。

（2）烧伤深度判断

临床已普遍采用的方法是三度四分法。

1）Ⅰ度烧伤　称红斑性烧伤，仅伤及表皮浅层。轻度红、肿、热、痛，感觉敏感，表面干燥，无水泡。

2）Ⅱ度烧伤　又称水疱性烧伤。浅Ⅱ度烧伤，伤及表皮的生发层与真皮乳头层（真皮浅层）。剧痛，感觉敏感，有水疱，疱皮脱落后可见创面均匀发红，水肿明显；深Ⅱ度烧伤，伤及皮肤真皮层，介于浅Ⅱ度和Ⅲ度之间，深浅不尽一致。感觉迟钝，有或无水疱，基底苍白，间有红色斑点，创面潮湿。

3）Ⅲ度烧伤　又称焦痂性烧伤。全皮层烧伤甚至达到皮下、肌肉或骨骼。痛感消失，无弹性，干燥，无水疱，如皮革状、蜡白、焦黄或炭化。严重时可伤及肌肉、神经、血管、骨骼和内脏。深Ⅱ度或Ⅲ度烧伤愈合较慢并留下瘢痕，烧伤区的皮肤皱缩、变形，影响功能。烧伤后常常要在治疗过程中才能区分深Ⅱ度与Ⅲ度烧伤。

（3）烧伤伤情分类

对烧伤严重程度，主要根据烧伤面积、深度及是否有并发症进行判断。以下是临床上一直沿用的烧伤伤情分类。

1）轻度烧伤　总面积 9% 以下的Ⅱ度烧伤。

2）中度烧伤　Ⅱ度烧伤总面积达 10%～29%；或Ⅲ度烧伤面积在 9% 以下。

3）重度烧伤　烧伤总面积30%～49%；Ⅲ度烧伤面积10%～19%；或烧伤面积虽不足30%，但全身情况较重或已有休克、复合伤、呼吸道吸入性损伤或化学中毒等并发症者。

4）特重烧伤　烧伤总面积50%以上；Ⅲ度烧伤面积在20%以上；已有严重并发症。

救护人员需要确定烧烫伤原因、评估伤情，抵达医院后除了对患者意识、呼吸、脉搏和血压基本生命体征的监测、评估外，还需要实时了解患者的尿量、创面的变化，而对于病情较重的患者，还需要评估是否有继发性感染的可能。

4. 电击伤

（1）全身表现

触电后轻者可仅出现痛性肌肉收缩、惊恐、面色苍白、头痛、头晕、心悸等，可有室上性心动过速及束支传导阻滞等心律失常。重者可致意识丧失、休克、心脏呼吸骤停，电击后常出现严重的室性心律失常、肺水肿、胃肠道出血、凝血功能障碍、急性肾功能不全。临床上应特别重视患者有多重损伤的可能，包括强制性肌肉损伤、内脏器官损伤和体内外烧伤。幸存者可能有心脏和神经后遗症。

（2）局部表现

1）高压电击的严重烧伤常见于电流进出部位，皮肤入口灼伤比出口处严重，烧伤部位组织焦化或炭化。进口与出口可能都不止一个。触电的肢体因屈肌收缩关节而处于屈曲位，在肘关节、腋部、腘窝部及腹股沟部，其相互接触的近关节皮肤刻印电流经过产生间断性创面。电击创面的最突出特点为皮肤的创面很小，而皮肤下的深度组织损伤却很广泛，具有"口小底大，外浅内深"的特点。

血管病变为多发性栓塞、坏死；胸壁的电击伤可深达肋骨及肋间肌并致气胸；腹壁损伤可致内脏坏死或中空腔脏器穿孔、坏死；触电时肌群强制性收缩可导致骨折或关节脱位。常因肌肉组织损伤、水肿和坏死，使肢体肌肉筋膜下组织压力增加，出现神经、血管受压体征，脉搏减弱，感觉及痛觉消失，发生间隙综合征。肢体严重损伤可表现为肢体水肿、触之紧张发硬、被动伸展手指或足部时疼痛、肢体固定收缩、扪触不到搏动、远端发绀、毛细血管再充盈极差。

2）闪电损伤时皮肤上出现微红的树枝样或细条状条纹，是由电流沿着或穿过皮肤所致的Ⅰ度或Ⅱ度烧伤。患者所带指环、手表、项链或腰带处可能有较深的烧伤。大约半数电击者会出现单侧或双侧鼓膜破裂、视力障碍、单侧或双侧白内障。

3）普通电压电击的烧伤，常见于电流进入点与流出点，伤面小，直径0.5～2厘米，椭圆形或圆形，焦黄或灰白色，干燥，边缘整齐，与健康皮肤分界清楚。一般不损伤内脏，致残率低。

三、紧急处理

1. 车祸伤

（1）应急救护原则

1）紧急呼救，立即拨打120、110、119。

2）评估环境是否安全，做好自我防护。

3）除非处境十分危险，切勿随意移动伤员。

4）呼救同时，将事故车辆关闭引擎，打开危险报警闪光灯，拉紧手刹或用石块固定车辆，防止其滑动。摆正三角警示牌。

5）实行先救命后治伤的原则，争分夺秒，抢救危重伤员。

6）在救护过程中，要保护好事故现场，以便给事故责任划分提供可靠证据。

（2）现场应急处理方法

在有些严重的车祸事故现场，出现的情况比较复杂时，我们应当优先处理危及伤员生命的伤情，这样才有可能为下一步的治疗提供条件，甚至有些情况下可能只是为了等待120抵达现场。除了心肺复苏外，车祸、创伤现场其他处理还包括止血、包扎、固定和搬运。当然搬运到车辆或其他运输工具，一般由120急救人员完成更为安全。

为确保急救过程的安全、有效，现场医疗急救一般都包括以下2个方面：

1）迅速了解事故现场情况。在急救过程中，急救人员主要应注意以下几方面问题：

① 确保救护人员不受伤害　最常用和简单有效的方法是设置提醒标志、使用灯光和反光背心等，防止其他来往车辆的二次伤害。同时还要注意事故车是否会燃烧或爆炸，是否有落石、崩塌等危险，戴好手套以防被传染血液传播性疾病。

② 不要随意搬动伤员　在对伤员的伤情进行专业检查评估前，不要随意搬动伤员，以避免加重伤者的伤情，特别是在可能有脊柱、颅脑等骨折时。

③ 尽快准确了解伤亡情况　确定伤员的准确数目及损伤程度，向 110、119、120 汇报现场情况。

④ 与伤员进行交流　对清醒的伤员，急救人员可以问"我是急救人员（或在医疗救助方面受过训练），你需要我帮助你吗？"等，以征得伤员的同意，同时对伤者也有心理安慰的作用。

2）现场急救的主要内容。判断伤情危重程度、心肺复苏和创伤的现场处理。

① 判断伤情危重程度　首先要确认并立即处理危及生命的情况，重点检查伤员的意识、气道、呼吸、循环体征等。如伤员情况允许，应同时迅速进行身体检查，了解主要症状和病史。

② 心肺复苏　对于严重的车祸现场，很可能伤员受撞击后会出现呼吸困难或呼吸停止，这时应迅速开放气道，保证呼吸道通畅并进行呼吸支持，而对车祸后出现心脏骤停者应进行连续心脏按压（内容详见"心肺复苏"章节）。

③ 创伤的现场处理　车祸伤早期正确的现场处理是救治成功的关键和基础。其核心是：维护循环和呼吸功能、止血、保护伤口、减少污染、减少残废、挽救生命。

2. 淹溺

对于淹溺患者的抢救，其缺氧时间和程度是决定患者淹溺预后最重要的因素，所以最重要的紧急治疗是尽快对淹溺者进行通气和供氧。要尽可能迅速将淹溺者安全地从液体中救出，救出时应注意头颈部的保护。一旦从液体中救出，对无反应和无呼吸的淹溺者应立即进行心肺复苏，特别是呼吸支持（内容详见"心肺复苏"章节）。

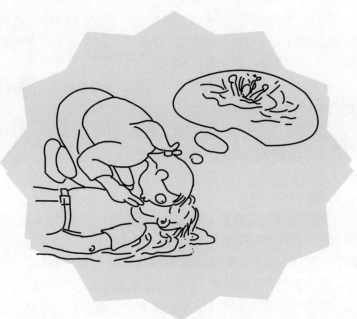

3. 烧烫伤

先除去伤因，脱离现场，保护创面，维持呼吸道通畅，再组织转送医院治疗。

（1）迅速脱离热源（现场），熄灭身上的火焰。迅速剪开、脱去烧烫过的衣物，取下受伤处的饰物。切忌粗暴剥脱，以免造成水疱脱皮。在现场附近，只求创面不再污染、不再损伤，可用干净敷料或布类保护后立即运送至医院处理。

（2）初步评估伤情，如有大出血、窒息、开发性气胸、严重中毒等，应迅速组织抢救。烧伤常伴有呼吸道受烟雾、热力等损伤，特别应注意保持呼吸道通畅，必要时切开气管。出现心脏呼吸骤停，立即进行心肺复苏。

（3）轻度烧伤特别是四肢烧伤，应尽可能立即用冷水（15℃～

25℃）连续冲洗或浸泡，可迅速降低热度，直至疼痛缓解，避免用冰块直接冷敷。同时紧急呼救，启动 EMSS 系统。

（4）Ⅰ度烧烫伤可涂外用烧烫伤药膏，一般 3～7 日治愈。

（5）Ⅱ度烧烫伤，表皮水疱不要刺破，不要在创面上涂任何油脂或药膏，应用清洁的敷料（如纱布、毛巾等）或保鲜膜覆盖伤部，以保护创面，防止感染，并立即送医院。

（6）严重口渴者，可口服少量淡盐水或淡盐茶水。条件许可时，可用烧伤饮料。

（7）窒息者，应进行人工呼吸；伴有外伤大出血者，应予以止血；骨折者，应做临时固定。

（8）大面积烧伤或严重烧伤伤员，应尽快转送医院治疗。

4. 电击伤

（1）脱离电源，应在第一时间切断触电现场的电源，或应用绝缘物（干木棍、竹竿等不导电物体）使患者与电源分离，或采取相应保护措施将患者搬离危险区。电源不明时，不要用手直接接触伤员，在确定伤员不带电的情况下立即救护。应强调确保现场施救者自身的安全。

（2）在浴室或潮湿的地方，救护员要穿绝缘胶鞋，带胶皮手套或站在干燥木板上以保护自身安全。

（3）紧急呼救，启动应急医疗服务系统（EMSS）。

（4）心肺复苏，对心脏骤停和呼吸停止者立即按复苏指南的流程进行心肺复苏，不能轻易终止复苏，直至医务人员到达现场，有条件应尽早使用 AED 进行心脏除颤（内容详见"心肺复苏"章节）。

（5）烧伤部位应进行创面的简易包扎，再送往医院抢救。

四、小贴士

1. 车祸伤

（1）在发生大批量伤员，伤员的数量和严重程度超过现场救治能力时，要充分利用现有的人力物力，以抢救尽可能多的伤员为原则。

有生命危险但可以救活的伤员，应被优先进行救治和转运。抢救中应采用批量伤员分拣法。

1) 危重伤：适用于有生命危险需立即救治的伤员，用红色标记。需立即进行基本生命支持（BTLS），并尽快转运相关医院。

2) 重伤：伤情并不立即危及生命，但又必须进行手术的伤员，可用黄色标记。

3) 轻伤：所有轻伤伤员，用绿色标记。

4) 濒死伤：抢救费时而又困难，救治效果差，生存机会不大的危重伤员，用黑色标记。

（2）由于出现多个部位受伤的情况较多，所以往往伤员的注意点可能只关注于最疼的部位，或者是出血量最多的部位，而当某些部位离这些疼痛、出血部位较近，很有可能会被伤员本人忽视。比如胸腹部的联合外伤，可能因为肋骨骨折引起剧烈疼痛，而腹腔内对于血液、尿液这种相对低刺激液体引起的不适不敏感（胃液、胰腺分泌的液体和胆汁这类液体对腹腔有较强刺激，则腹部疼痛感相对较为明显）而导致腹部疼痛感被掩盖，而此时已有的肾脏、膀胱、脾脏破裂则容易被忽视。所以此时伤员应积极配合医务工作人员，到院后进行有关检查，防止漏诊。

2. 淹溺

（1）淹溺的情况有所不同，在临床上可以分为干性、湿性，由液体吸入肺所致，称为湿性淹溺；因喉痉挛所致无（或较少）液体进入肺，称为干性淹溺。虽然分类上不同，但抢救过程都是优先进行通气、供氧，解除气道受阻等情况。

（2）是否需要现场"控水"？考虑到患者溺水后如气道内本身有水，可通过打开气道、人工通气等方法将氧气以正压的形式打开肺内的支气管、细支气管、肺泡等，从而有效改善通气，甚至可以将肺内液体适当引流外出；如吞入大量水造成胃扩张，在气道未及时开放就进行"控水"，不能排除水液反流到气道的可能。所以在现场时，优先确定的是气道通畅以及心肺功能。"控水"则暂时不予以考虑。

（闵行区医疗急救中心　盛凯辉　施宇一）

第 13 章

尿 潴 留

　　人体一部分的代谢产物在肾脏形成尿液，通过输尿管进入膀胱并暂时储存于其中，当尿液达到一定量时（成人膀胱的最大容积400～500毫升）刺激身体的感受器，人体中枢神经系统接收到了"尿意"的信号，下达"指令"使膀胱逼尿肌收缩，同时膀胱出口及尿道括约肌松弛，尿液在上述肌肉的协调运动下通过尿道排出体外。与其他一些哺乳动物不同的是，人类的排尿何时"开启"，虽然可以受主观意识控制，但正常情况下排尿过程一旦开始便无法主动停止，必须使膀胱中暂存的尿液全部排空。这种尿液的暂时储存和有限度可控的排尿功能是人类在长期进化过程中不断适应环境和社会生活的结果。

　　如果存在一些病理性因素导致人体的排尿过程无法正常进行，尿液的排出受到阻碍，膀胱中积存的尿液量会越来越多，使人体产生明显的不适症状，这就是尿潴留。有一些患者，排尿时膀胱中的尿液能部分排出，但无法排空，并且反复发生，病程较长，症状逐渐加重，这是慢性尿潴留。与之相对，急性尿潴留发生更突然，症状更明显，而且几乎无尿排出，如果不及时解除可能产生较严重的并发症，所以本章节重点讨论急性尿潴留。

一　常见疾病及病因

　　人的整个排尿过程虽然时间很短，但实际上是涉及多个环节的复杂生理过程，需要外周感觉和运动神经、神经传导的上行和下传、大脑和脑干、交感和副交感神经、平滑肌和横纹肌等结构功能完整且协调配合，任何一个环节出现异常都会造成排尿功能发生障碍。因此，引起急性尿潴留的病因多样化，通常有神经源性、膀胱／尿道肌源性、药物源性和尿道机械梗阻性4类原因，其中前3类病因均导致膀胱及尿道的平滑肌和横纹肌不能协调运动而引起排尿困难，故可合称为下尿路动力性异常。现将病因分述如下：

1. 神经源性

（1）脑干及其以上中枢神经系统。常见急性脑血管疾病（脑梗死、脑栓塞、脑出血、蛛网膜下腔出血等）、脑外伤、脑肿瘤、帕金森病等，这些病变可造成对感觉信号接收和处理、运动指令发出的功能发生紊乱，从而导致膀胱逼尿肌—尿道括约肌不能进行收缩—舒张运动的协调配合，发生尿潴留。值得一提的是，一些老年男性急性脑血管疾病患者在进入恢复期后仍然有尿潴留的症状，常被误认为是脑血管疾病引起的运动功能障碍后遗症的一部分，但是临床研究证明，这些患者的运动功能障碍后遗往往并不影响膀胱和尿道的逼尿肌—括约肌的运动功能，因此这类患者的尿潴留可能与前列腺增生等其他病因有关。

（2）脊髓病变。发生率较高的病因有多发性硬化、脊髓损伤、脊髓灰质炎、椎间盘突出症、脊髓（椎管）狭窄症等，使神经反射弧中重要的中间信号传递环节发生障碍甚至中断，感觉信号无法上传和／或运动指令无法下传，最终导致膀胱逼尿肌—尿道括约肌无法协调收缩—舒张运动，从而导致尿潴留。

（3）周围神经病变。如糖尿病、盆腔手术、带状疱疹病毒性神经根炎、严重的格林巴利综合征、前列腺炎等。这些病变引起的周围神经损伤可能影响感觉神经功能，使膀胱充盈的信息无法及时发出；也可能影响运动神经功能，使上级神经传递而来的指令无法有效传递给肌肉组织；或者两者兼而有之。这些异常导致的结果就是膀胱逼尿肌—尿道括约肌无法协调配合完成排尿过程，造成尿潴留。

2. 膀胱／尿道肌源性

这类异常主要是由于膀胱长时间或反复充盈过度等因素造成膀胱逼尿肌收缩无力，引起排尿困难。另外还有一部分男性慢性前列腺炎患者或女性反复下尿路感染（膀胱炎、尿道炎）患者，由于反复的炎症刺激造成其膀胱出口周围的膀胱逼尿肌、尿道括约肌纤维化增厚，影响了肌肉组织的"弹性"，使这些患者在排尿时这部分肌群的收缩和舒张功能受到影响，严重者即可发生尿潴留。

3. 药物源性

比较常见的如阿托品、山莨菪碱（654-2）、颠茄片，这些药常用于治疗急性胃肠痉挛，具有解除胃肠平滑肌痉挛而缓解疼痛的疗效；阿托品还具有提高心肌和呼吸肌兴奋性、拮抗有机磷农药中毒症状等作用。但这些药物同时也抑制了支配下尿路平滑肌的副交感神经的兴奋性，造成膀胱逼尿肌松弛，故而容易造成患者排尿困难，尤其在老年患者中容易造成急性尿潴留。其他具有类似作用的药物还有一些麻醉药物、抗过敏药物（如扑尔敏、非那根、苯海拉明）、抗菌素甲硝唑、精神类药物奋乃静等，因为用量过大或一些个体差异导致尿潴留。

你也学得会院前与家庭急救

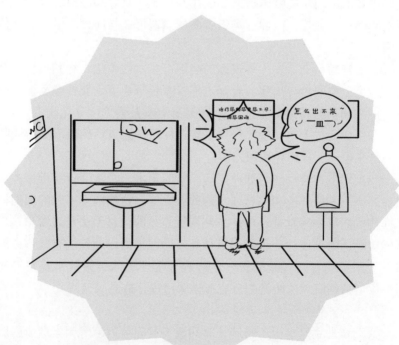

4. 尿道机械梗阻性

常见病因如男性前列腺增生、女性子宫肌瘤、子宫脱垂等压迫尿道，膀胱出口狭窄或梗阻、尿道狭窄、尿道结石、尿道外口狭窄等，使下尿路在神经—肌肉功能正常的情况下尿液流出的通道被阻塞，从而引起尿潴留。

二、疾病的主要症状

1. 主要临床表现

（1）急性尿潴留主要表现为尿意非常明显却突然出现排尿困难，造成小腹部胀或疼痛，患者出现烦躁、心率和呼吸加快、血压升高等情况，在患者脐部以下和耻骨以上的小腹正中可以看见有一类似圆形的部分突出于腹部，触之饱满且较坚硬，而且触及时常加重患者的胀痛不适感。对于意识不清的患者，家属或护理人员常会发现患者在数小时内没有排尿，并且患者出现上述烦躁和心率、呼吸、血压及腹部的相关体征。

（2）如果急性尿潴留患者仅有少量尿液排出，症状和体征没有明显缓解，膀胱仍然维持充盈状态，则急性尿潴留并未解除。

（3）急性尿潴留如果不及时解除，可能引起患者急性肾功能损害，尤其是老年患者常可诱发急性心衰等并发症。

2. 鉴别

（1）鉴别急性尿潴留与肾功能不全引起的少尿／无尿：肾功能不全尤其是严重的急性肾功能不全或慢性肾功能不全的急性进展期常表现为急性少尿或无尿，但是患者往往无明显尿意，实际是肾脏没有或仅有少量尿液产生，膀胱并不充盈，而并非排尿功能障碍，因此无明显的小腹胀痛。肾功能不全引起的少尿／无尿随着持续时间增加会伴随颜面、下肢水肿，表现为胸闷、呼吸困难、气促等。

（2）鉴别急性尿潴留与急性心功能不全引起的少尿：急性心功能不全也常常在短时间内造成尿量减少，但主要是心脏收缩和舒张功能障碍，造成心脏有效搏出量下降，引起肾脏血流量减少，尿液减少，而并非排尿功能障碍，因此没有膀胱充盈过度引起的明显尿意。急性心功能不全常同时伴有呼吸困难、不能平卧、咳出粉红色泡沫样痰等表现。急性尿潴留持续时间较长时也会使一些原有心血管基础疾病的老年患者诱发急性心功能不全的表现，但是尿潴留引起的症状在前，所以这种情况下要同时针对尿潴留和心功能不全采取措施。

（3）鉴别急性尿潴留与输尿管结石引起的少尿：当一侧或双侧输尿管结石发生急性梗阻或嵌顿时，堵塞了尿液从肾脏流向膀胱的通道，因此排尿减少，并可伴随腰腹部酸胀、疼痛，但排尿功能无障碍，小腹部无膀胱充盈饱满的征象，尿量减少的同时常可见血尿。而如果结石梗阻的部位在膀胱出口或尿道，则膀胱中尿液充盈无法顺利排出，这时可表现为急性尿潴留。

（4）鉴别急性尿潴留与急性下尿路感染：急性下尿路感染包括膀胱炎、尿道炎，主要表现为频繁的尿意、排尿次数增加而每次排尿量不多，甚至排尿时有尿道刺激性疼痛，即尿频、尿急、尿痛，这些症状是由于炎症的局部刺激引起，但排尿功能一般无障碍，总尿量并未减少，膀胱无过度充盈。急性尿潴留引起的尿意在病程中由于排尿无法进行而愈加明显，不会缓解，疼痛也以小腹部的胀痛进行性加重为特点。一部分比较严重的下尿路感染或男性前列腺炎可能造成局部神经功能障碍，即如前所述的神经源性尿潴留。

三、紧急处理

1. 如果患者意识清醒，家属或护理者应首先安抚患者情绪，使患者尽量放松。一部分药物不良反应引起的急性尿潴留，由于药物的效应时间较短，经过一段时间后可自行缓解。

2. 帮助患者按摩小腹部以放松肌肉，也可以用温热的水流冲洗患者小腹和尿道外部的局部区域。通过上述方法以较小的刺激诱导患者局部肌肉松弛和收缩的协调，促进排尿功能恢复。

3. 进一步可以用温热的毛巾或以干毛巾包裹热水袋放置在脐下方靠近耻骨的部位进行热敷，以帮助调节肌肉松弛和收缩的协调。热敷的温度一般控制在 55℃～60℃，不宜过热或使热水袋直接贴放于皮肤上，以免造成烫伤或刺激过强反而引起不适。

4. 若经过简单的应急措施仍然无法在短时间内解除患者的尿潴留，则应尽快送患者到就近医院诊治。如果患者出现比较明显的心率增快、血压升高等并发症状，应尽早送医。医护人员会根据患者情况采用留置导尿管或膀胱穿刺等方法解除尿潴留，再通过进一步检查、评估，对引起尿潴留的病因做出判断，并采用相应的治疗方法。

5. 即使患者在较短时间内解除了急性尿潴留，如果无法确定是否由特定药物的不良反应引起，仍应前往医院就诊，尽可能明确病因，采取必要措施预防再次发生。

 四、小贴士

1. 预防要点

（1）随着生活和工作节奏的加快，一些人会不自觉地经常憋尿，这一不良习惯会造成膀胱经常处于过度充盈状态，使膀胱逼尿肌发生收缩乏力，并可能使膀胱和尿道相关肌肉的收缩—松弛的协调发生障碍，导致排尿困难。同时，经常憋尿的不良习惯还容易引起泌尿道结石及造成女性下尿路感染。所以应该养成良好的排尿习惯。

（2）睡前不要大量饮水，以免造成膀胱过度充盈。

（3）中老年男性如果经常出现尿频、排尿费力、排尿过程延长、尿流变细或有断续等症状，应及时到医院就诊，如果确诊有慢性前列腺增生并引起一定程度的排尿困难，应在专科医生指导下进行必要治疗，以避免症状加重引起尿潴留。

（4）对于发现已有泌尿道小结石/结晶的人群，在没有出现症状时就应该积极防治，通过调整饮食结构（如避免高脂饮食）、增加活动量、保证每日饮水量并尽可能饮用纯净水、勤排尿等方法促进结石/结晶的排出并防止再次生成；对于体积较大的结石，可能或已经造成嵌顿、梗阻的应请专科医生评估，制定针对性的治疗方案。

（5）中老年人，尤其是患有慢性前列腺增生的老年男性或曾有过药物引起尿潴留的情况，如果需要使用胃肠平滑肌解痉药物，需要向医生说明，尽量避免使用前述可能引起不良反应的药物，并考虑选择替代药物。目前临床常用的既有胃肠平滑肌解痉作用，同时对排尿功能影响又不大的药物主要有匹维溴铵片（得舒特）、曲美步汀和间苯三酚等，其中前两种为口服药物，后一种可通过静脉或肌肉注射。

2. 常见问题

（1）急性尿潴留在留置导尿管后为什么不能一次性让尿液排空？

留置导尿管后，医护人员会观察患者集尿袋中引流出的尿量，如果尿量很快达到400～500毫升，医护人员会用工具暂时夹闭导尿管，阻止尿液继续引流出来。这是因为当留置导尿管后，患者的尿道括约肌就处于被动扩张状态，而膀胱逼尿肌就相应处于持续收缩状态，尿液会持续引流出，如果不加以控制，使处于过度充盈的膀胱在较短时间内完全排空会造成盆腔和腹腔内压力突然减小，不仅引起患者腹部不适，还会引起膀胱肌痉挛或失弛缓、膀胱壁毛细血管损伤导致血尿，甚至还会造成反射性的心率增快、血压下降等较严重的并发症，因此需要间断性夹闭导尿管（一般间隔30～60分钟），使膀胱逐步排空，腹腔和盆腔内压力逐渐释放，以减少患者不适和并发症的发生。

（2）前列腺增生引起的急性尿潴留需要手术治疗吗？什么时候做比较好？

慢性前列腺增生患者如果进行规范的药物治疗后仍然有反复排尿困难甚至引起急性尿潴留，确实需要考虑手术治疗。但是在发生急性尿潴留后不建议马上进行手术，因为根据临床资料发现，过早进行前列腺电切手术会明显增加继发感染、大出血和术后排尿困难的概率。

目前一般建议，当慢性前列腺增生患者发生急性尿潴留后，在留置导尿的同时应在泌尿专科医生指导下服用 α 受体阻滞剂，3～7 日后尝试拔除导尿管，再由专科医生评估，择期进行手术。

（上海中医药大学附属曙光医院　何　淼）

第 14 章

热 射 病

中暑是指人体长时间暴露于高温或热辐射下，引发产热与散热失衡，从而导致体温调节中枢功能障碍、水电解质代谢紊乱，继而损害全身多脏器功能的一类疾病，是一个由轻及重的序贯过程，可分为先兆中暑、轻症中暑、重症中暑。重症中暑根据不同发病机制及临床特点，可分为热痉挛、热衰竭和热射病。

热痉挛　顾名思义以阵发性肌肉痉挛为主要表现，主要由于人体

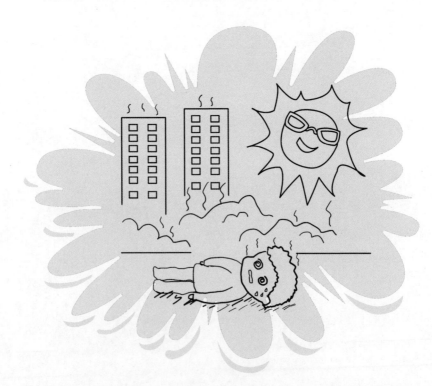

在高温环境中大量出汗，丢失水分及盐分，但患者在充分补水的同时如果盐分补充不足，会导致明显低钠血症。

热衰竭　多发生于年老体弱者，在高温或热辐射环境下，由于高热引起外周血管扩张或丢失大量水分而造成循环血量明显减少，继而出现脑供血不足导致晕厥。类似于低血容量休克的表现，如头痛头晕、心慌、口干、恶心呕吐、血压下降、意识不清等。

热射病　最严重的一类重症中暑，病死率可达30%～70%，50岁以上者超80%。主要由于长时间在高温环境中劳作或剧烈运动，导致机体产热过多，而散热不佳，出现体温核心温度急剧升高（＞40℃），常合并中枢神经系统受损表现。病初人体通过加快呼吸、心率及扩张皮肤毛细血管等方式增加散热，但随着体内热能不断蓄积，超出了自身调节能力，导致体内热量大量积聚，继而出现无汗、脉搏细速、烦躁不安、意识模糊、抽搐或昏迷，严重者出现肺水肿、脑水肿、心衰等器官功能衰竭表现，严重者甚至死亡。

一、流行病学

随着生态环境破坏日益严重，温室效应日益严峻，全球气温正在逐年升高，每年夏日气温都创下历史新高。过去数十年，世界各地都曾暴发大规模中暑事件，如1995年美国芝加哥遭受热浪袭击，造成上千人中暑，导致上百人死亡，死亡率高达21%；2003年法国里昂经历了一次热浪袭击，死亡人数达14 800人，而热带（中东、非洲、东南亚）地区每年都有大量的中暑患者，给当地大众及政府带来巨大损失。我国国土面积广阔，地处热带、亚热带面积相对较大，另外，随着我国城镇化进程的加快，城镇人口越来越多，越来越密集，城镇居民的中暑发病率呈逐年上升趋势。各地的中暑患者越来越多，但尚缺乏具体统计。根据国外调查资料，热射患者群发病率为17.6～26.5人/10万，住院病死率为20%～70%，ICU患者病死率＞60%。需要指出的是，不同时间和地域报道的热射病发病率和病死率差别很大，可能与以下原因有关：一是热浪强度及持续时间差异，二是体力活动的强度不同，三是病情严重程度分级标准不同，四是现场处置是否及时有效。有研究预测未来热浪发生可能更持久、更强烈，气候变化将导致与热有关的死亡率大幅增加，而基础疾病及用药情况等因素也导致了热射病的发病率增加。未来中暑发病率可能会更高，热射病也会更多，而热射病起病急，病情进展迅速，早期即可出现多脏器功能不全，一旦错过最佳的救治时机，病死率极高。因此，加强对于中暑的预防宣传教育尤为重要。

经典型热射病（classic heat stroke，CHS）常见于年老体弱、有慢性基础疾病（高血压、糖尿病、某些皮肤病等）及免疫功能不全者，在高温、居住拥挤或通风不良环境下，机体产热与散热功能失衡而发病。

劳力型热射病（exertional heat stroke，EHS）常见于平素健康的青壮年，多由于在高温（温度＞35℃）、高湿（湿度＞60%）和通风不佳的环境中进行重体力劳动或剧烈运动，如夏季训练的运动员、消防员、官兵、钢铁工人、建筑工人等。尽管 EHS 在高热高湿环境中更易发生，但并不是必要条件。

二、主要临床表现

1. 不同类型热射病的表现

（1）经典型热射病。致热源主要来自外部环境，见于年老体弱者，体温可达40℃～42℃，一般为逐渐起病。前驱症状不明显，1～2日症状加重，出现行为异常、意识模糊、癫痫发作，继而出现大小便失禁、谵妄、昏迷、瞳孔对称性缩小等，严重者出现低血压、休克、心衰、肾衰、心律失常，可有轻、中度弥漫性血管内凝血（DIC）。

（2）劳力型热射病。常见于健康年轻人，在高温高湿无风环境中重体力劳作或剧烈运动后，突感全身不适，如极度疲劳、运动不协调、持续头痛、行为不当、谵妄、癫痫发作、昏迷等严重中枢神经系统受损表现。也有患者缺乏先兆表现，而在面色潮红或苍白、恶心、呕吐等症状之后出现体温迅速升高达40℃以上，运动中突然晕倒或意识丧失而发病。此种患者可发生横纹肌溶解、急性肝肾衰竭、DIC，病死率较高。

2. 热射病器官受损表现

（1）呼吸功能。早期主要表现为呼吸急促浅快、口唇发绀、胸闷等，部分患者可发展为急性呼吸窘迫综合征（ARDS）。

（2）心血管功能。早期由于体温升高、血容量减少，心输出量增加，心率加快，外周血管阻力降低，晚期心血管损害加重，则出现心功能不全表现，如头晕、低血压、脉搏细弱、心动过速、心律失常。

（3）胃肠功能。高热、血容量减少导致胃肠道缺血、机体氧化应激等因素损害，可以造成胃肠道黏膜缺血、肠壁水肿、肠腔积液，甚至出血，表现为恶心、呕吐、腹痛、腹泻，严重者可出现消化道出血、穿孔、腹膜炎等。

（4）横纹肌溶解。表现为肌肉酸痛、肌无力、僵硬、茶色尿、酱油尿，甚至出现骨筋膜室综合征，最终可导致急性肾衰竭。

（5）中枢神经系统。中枢神经系统功能障碍是热射病的主要特征，早期表现为谵妄、嗜睡、癫痫发作、昏迷等。部分患者后期可遗留长期的中枢神经系统损害，主要表现为注意力不集中、记忆力减退、认知及语言障碍、步态不稳等。

（6）肝功能。肝功能损伤表现为乏力、食少和巩膜黄染。重度肝损害是EHS的一个固有特征，生化检查中谷草转氨酶、谷丙转氨酶、乳酸脱氢酶在发病后迅速升高，3~4日达峰值，而胆红素的升高相对滞后，以间接胆红素升高为主，往往提示预后不良。

（7）肾功能。由于直接损伤或血容量不足，导致肾前性损害、肾灌注不足、横纹肌溶解等，表现为少尿、无尿、尿色深（浓茶色或酱油色尿）。

（8）凝血功能。直接热损伤或肝功能不全可导致凝血功能障碍，表现为牙龈出血、皮肤瘀点瘀斑及穿刺点出血、结膜出血、血便、咯血、血尿、颅内出血等。

三、紧急处理

1. 现场处理原则

由于热射病病情重、进展快、病死率高，现场处理推荐"边降温边转运"，降温要求快速、有效、持续，当二者有冲突时，遵循"降温第一，转运第二"。因为患者病死率与高体温持续时间呈正相关，如果初始降温延迟 1 小时，即便后期降温达到目标，各器官损害也会持续发展。现场急救时效要求：

（1）10 分钟内识别、降温、预防心跳骤停。

（2）30 分钟内使核心体温降到 39℃以下。

（3）2 小时内使核心体温降至 38.5℃以下。

2. 有效降温

在进行有效降温的同时，应快速准确地测量体温，需要注意的是此时需要测量核心温度（直肠温度）而非体表温度（腋温或耳温），因为两者在重症患者中常常存在分离现象。如果无肛温计，可以测量体表温度作为参考，但需要注意的是，体表温度不高者，并不能排除热射病，需要 5～10 分钟内重复测量。

3. 立即脱离热环境

不论 EHS 还是 CHS，都应迅速转移至低温环境，脱去衣物，按摩四肢皮肤，有利于散热，有条件的可将患者转移至空调房间，室温控制在 16℃～20℃。

4. 降温方法

（1）蒸发降温。用凉水喷洒或酒精擦拭全身，同时持续扇风。

（2）冷水浸泡。适用于平时健康情况较好的青壮年患者，在大容器内注入冷水（2℃～10℃），将患者头颈部以下置于容器内，一边持续注入冷水，一边放出容器内液体，利用热对流及热传导原理，持续降温，此方法降温效果最为显著。

（3）冰敷降温。包括冰帽、冰枕及毛巾包裹冰袋后置于颈部、腋下、腹股沟等血管丰富处进行降温，此法降温效果相对较差。

（4）药物降温。由于热射病早期体温调节中枢功能障碍，因此在现场救治中不建议使用药物降温。

5. 气道保护

若患者已经昏迷，应将患者头偏向一侧，及时清除口腔及气道分泌物，保持呼吸道通畅，禁止喂食和喂水，防止误吸。

6. 转运

对于确诊热射病或疑似患者，在现场紧急处理后应及时送至医院就诊，以便获得更高级别的救治，但要注意的是，在转运途中仍应做到持续、有效的降温。对于热射病患者转运前，需对获益和风险进行评估，当获益大于风险时才适合转送。转运前需评估患者的意识、心率、血压、有无呼吸道梗阻等情况。

转运指征：

（1）持续降温治疗 30 分钟后体温仍＞40℃；

（2）意识障碍无改善；

（3）现场缺乏进一步治疗条件。

转运注意事项：

（1）联系医院急诊科，通报患者病情及预计到达时间；

（2）转运途中应持续降温，并监测患者核心体温（肛温）；

（3）出现血压降低等血容量不足表现时，积极予以液体复苏或血管活性药物，待循环稳定后转运；

（4）呼吸不稳定者，予以面罩吸氧或气管插管，维持氧饱和度 90% 以上；

（5）有呕吐或者行气管插管者，应留置胃管，并吸尽胃液，防止误吸；

（6）抽搐、躁动不安者，不仅会干扰降温治疗，而且使产热和耗氧量增加，加剧神经系统损伤，可适当予以镇静药物。

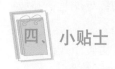

四、小贴士

降低热射病死亡率的关键在于预防而非治疗。

1. 对于老年人、有基础疾病者（如少汗症、严重皮肤疾病）、体弱卧床者、婴幼儿、酗酒或吸毒者、孕产妇、痴呆以及服用某些影响体温调节的药物（如抗胆碱类药物、抗精神病类药物、β受体阻滞剂、利尿剂等）的患者，在夏季要关注这些群体的居住环境，使用空调降低室内温度，适时增减衣服。注意多饮水，避免脱水。

2. 避免待在炎热的汽车内，切忌将婴儿、儿童留在无人看管的车内。

3. 可选择在一天中相对比较凉快的时间进行锻炼。运动或劳动时宜穿宽松、轻便的衣物，及时补充水分，适当补充盐分。

4. 合理饮食，炎热夏日宜清淡饮食，不宜油腻、辛辣饮食。由于夏日出汗较多，饮食可适当偏咸，以补充丢失的盐分。

5. 在高热高湿环境中进行高强度活动时每小时脱水可达 1～2 升，建议每小时补充含钠饮品 1 升。需注意的是，运动中补充大量普通饮用水易引起低钠血症，可诱发热痉挛和热晕厥。出现低钠抽搐时可口服等渗盐液，或者口服盐水快速补钠，以缓解痉挛。但建议少量多次饮水，以免增加心脏和胃肠道负担，反射性引起更多出汗和经肾排出更多水盐。

6. 在高强度体力活动前应合理安排休息，夏日昼长夜短，温度高，人体新陈代谢旺盛，加上长时间高强度工作及锻炼容易出现机体疲劳，而充足的睡眠可使大脑和身体各系统得到放松，是预防热射病的重要措施。

（上海交通大学医学院附属仁济医院南院　何双军）

图书在版编目(CIP)数据

你也学得会院前与家庭急救 / 熊旭东主编. —上海：上海科学普及出版社，2020
ISBN 978-7-5427-7772-0（2023.9重印）

Ⅰ.①你… Ⅱ.①熊… ②何… Ⅲ.①急救－基本知识 Ⅳ.①R459.7

中国版本图书馆CIP数据核字（2020）第116839号

策划统筹　　蒋惠雍
责任编辑　　柴日奕　　陈星星
绘　　画　　潘池源
装帧设计　　赵　斌

你也学得会院前与家庭急救

熊旭东　主编

上海科学普及出版社出版发行
（上海中山北路832号　邮政编码200070）

http://www.pspsh.com

各地新华书店经销　上海盛通时代印刷有限公司印刷
开本 890×1240　1/32　印张 7.625　字数 212 000
2020年7月第1版　2023年9月第2次印刷

ISBN 978-7-5427-7772-0
定价：38.00元
本书如有缺页、错装或坏损等严重质量问题
请向工厂联系调换
联系电话：021-37910000